DIE

BLUTPROBEN VOR GERICHT

UND

DAS KOHLENOXYD-BLUT

IN BEZUG AUF

DIE ASPHYXIE DURCH KOHLENDUNST

VON

DR. F. L. HUENEFELD,

APPROBIRTER ARZT UND O. Ö. PROFESSOR DER CHEMIE UND MINERALOGIE
AN DER UNIVERSITAT GREIFSWALD

LEIPZIG

VERLAG VON VEIT & COMP.

1875.

V

DIE

BLUTPROBEN VOR GERICHT

UND

DAS KOHLENOXYD-BLUT

IN BEZUG AUF

DIE ASPHYXIE DURCH KOHLENDUNST

VON

DR. F. L. HUENEFELD,

APPROBIRTER ARZT UND O. Ö. PROFESSOR DER CHEMIE UND MINERALOGIE
AN DER UNIVERSITÄT GREIFSWALD.

LEIPZIG

VERLAG VON VEIT & COMP.

1875.

Vorwort.

Nicht unberufen bin ich an die Abfassung dieser kleinen Schrift gegangen, und doch habe ich Grund genug, mir eine nachsichtsvolle Aufnahme zu erbitten. Die Beschäftigung mit medicinisch-chemischen Gegenständen war eine Lieblingssache von Anbeginn meiner academischen Laufbahn, da ich auch dem wesentlichen Desiderat einer mehr unmittelbaren Wechselwirkung zwischen Arzneikunde und Chemie durch Herausgabe einer »physiologischen Chemie« diesen Namen gab. — Von den ihr angehörigen Gegenständen interessirten mich weiterhin vorzugsweise die Studien zur Vervollkommnung der Erkenntniss des Bluts, die mich denn auch im Jahre 1840 veranlassten, auf eine Preisfrage über das Blut die Antwort zu versuchen; ich bezeichnete dieselbe als »Chemismus in der thierischen Organisation«, und hatte die Freude, dass sie gekrönt wurde. Von da ab habe ich manche physiologisch-chemische Versuche mit dem Blut angestellt und aufgezeichnet. Sie sind bis jetzt in meinem Journal stecken geblieben, weil man mit den älteren Jahren hinsichtlich der Veröffentlichung von vielen Bedenklichkeiten beunruhigt wird. In den Sommermonaten des vorigen Jahres schrieb ich meine Versuche nieder, die ich über »Blutproben« und in Bezug auf das Kohlenoxyd-Blut über »Kohlendunst« gemacht hatte. Was ich nun bald darauf hierüber bei der Versammlung der Naturforscher und Aerzte in Breslau vortrug und in Experimenten erwies, wurde mit so grossem Beifall aufgenommen, dass ich auf die persönlichen Wünsche verschiedener gerichtlich fungirender Aerzte, ich möge doch der Veröffentlichung meiner Arbeiten in der Form einer besonderen kleinen Druckschrift den Vorzug geben, gern einging. Damit hat dieses Büchlein seine Existenz gewonnen.

Greifswald, im März 1875.

Der Verfasser.

Inhaltsverzeichniss und Uebersicht.

Erster Abschnitt.

Zweiter Abschnitt.

Erster Abschnitt.

Die Blutproben vor Gericht.

Einleitung.

Die Worte „Blut ist ein ganz besonderer Saft" haben nach ihrer materiellen Beziehung in den letzten beiden Decennien noch mehr an Bedeutung gewonnen, da an dem farbigen Bestandtheil des Bluts, dem Blutroth, die auffallenden Eigenschaften: zu krystallisiren, gewisse Lichtstrahlen in eigenartiger Weise zu absorbiren, dem Sauerstoff die Modification des Ozons zu ertheilen, entdeckt und näher bekannt wurden, eine Erkenntniss, die einen sehr erfreulichen Gewinn, ja einen der bedeutsamsten Fortschritte der Thierchemie ausmacht. Die Chemie früherer Decennien, der es noch an scharfen physikalischen und chemischen Untersuchungsmitteln fehlte, hatte zwar schon an dem Blut die merkwürdige Eigenschaft eines namhaften Eisengehaltes erkannt, und dieser wurde denn auch weiterhin zu einem Mittel der Blut-Probe erhoben, aber man begegnete doch nicht selten Fällen, wo die Bluterkennung in der Eisenprobe nicht befriedigte. Es gab auch zur Zeit der Praevalenz des naturphilosophischen Idealismus Physiologen und Aerzte, welche meinten, das aus dem eingeäscherten Blut mit Säuren ausgezogene Eisen sei im Einäscherungsprocess, sei im Schmelztiegel des Chemikers metamorphisch aus einem anderen Element, namentlich dem Kohlenstoff entstanden, sowie dass bei der Bildung des Venenbluts Eisen in Kohle verwandelt werde. So spricht u. A. E. Bartels in seinem Lehrbuch der Physiologie der menschlichen Lebensthätigkeit, Freiberg 1809, pag. 261 von einer „Erzeugung des Eisens", und pag. 279 bemerkt derselbe, unter Hinweisung auf Kästner's Reflexionen über die analoge Natur des Eisens und der Kohle: „es wäre sehr leicht, auf den Gedanken zu kommen, dass bei der Bildung des Venenbluts Eisen iu Kohle verwandelt werde." Diesem apriorischen Meinen und Fürwahrhalten gegenüber war es denn von doppelter Wichtigkeit, dass im Jahre 1826 der Göttinger Student Engelhardt (späterhin Professor der technischen Chemie in Nürnberg) erwies, dass das Eisen im Blut auch schon durch die Einwirkung des Chlors zum Vorschein komme, dass dieses unter Zersetzung und Erbleichung des Bluts Chloreisen bilde.

Für die nähere Erkenntniss des Blutroths haben sich nicht wenige Physiologen und Chemiker anerkennenswerthe Verdienste erworben; diese hier namhaft zu machen, würde nur Tadel verdienen, da die bezügliche Literatur schon vollständig und übersichtlich in W. Preyer's vortrefflichem Buch: die Blutkrystalle, Jena, 1871, aufgeführt ist, und diese Schrift in dem Bücherschrank der haematologischen Physiker nicht fehlen darf. Heben wir nun hier nach einem auch wesentlichen schriftstellerischen Gebot „zur Sache!" die gerichtliche Blut-Diagnose, die Aufgabe der Vervollkommnung, Sicherung der Blutproben für gerichtliche Untersuchungen hervor, so darf wohl behauptet werden, dass für diese zwar auch schon viel geschrieben und gethan, aber doch immer noch nicht genug, mindestens nicht in einem entsprechenden Kräfteverein, für die unmittelbare Praxis erarbeitet worden ist. Ein solcher würde doch immer nur auf den Universitäten zu Stande kommen und ein besonderer wesentlicher Gegenstand der praktischen physiologischen Chemie sein müssen, denn es ist, beiläufig bemerkt, in diesem Gebiet von einem puren Chemiker selten etwas Erhebliches zu erwarten; es fehlt ihm eine höhere wissenschaftliche Weihe, wie sie das anatomisch-physiologische Studium gewährt. Der berühmte Anatom und Physiolog Rudolphi sagte in seiner Physiologie. „ein blosser Chemiker kann keine Thierchemie schreiben." Einer aus den Chemikern Mialhe, Mayet, Lefort, Cornil 1873 in Frankreich zusammengesetzten Commission für die Blutprobe mangelte es ebensowohl an jener Weihe, als sie gegen das Erforderniss einer vorher einzeln nach mehrfachen Richtungen hin geübten Sachkenntniss fehlte. Würdigte sie auch die Ozon- oder Guajakprobe mehr als Schönn, welcher bemerkt, dass in der That alle mögliche Dinge jene Reaction bewirken, so hat sie derselben doch zu wenig specielle Beachtung geschenkt. Die Guajakharzreaction ist unter leicht zu ermöglichenden Cautelen eine höchst bequeme und sichere Blutprobe, wie sich mir das aus ihrer speciellsten experimentellen Verfolgung herausgestellt hat. Die praktische Lehre der Blutproben hat selbstverständlich keine geschichtliche Einleitung. Man stützte bis vor zweien Decennien die Erkennung von Blut nur auf das Mikroskop, auf die Darlegung der näheren Bestandtheile: Albumin, Fibrin, Blutroth, des Eisengehalts und des Geruchs nach verbrannten Federn, besonders nach Ammoniak, wenn ein abgekratzter vermeintlicher Blutfleck in einem Prüfungsglase verbrannt wurde. Nun that aber Chevallier in Bezug auf das letztere pyrochemische Verhalten dar, dass, wenn sich Eisen in feuchter Luft, insbesondere in Räumen, wo animalische Exhalationen stattfinden, oxydirt, der Rost die Beschaffenheit annehmen könne, dass er, wenn er im Feuer zerstört wird, einen Geruch wie von animalischen Substanzen und Ammoniak entwickelt. Vauquelin wurde gleichfalls, als er einen Säbel und ein Messer untersuchte, auf denen rothe, wie vertrocknetes Blut aussehende Flecke nach dem bis zu der Zeit gültigen Blut-Proben für einen mit jenen begangenen Mord zu zeugen schienen, darauf geleitet, dass Eisenrost, der sich in den Wohnungen bildet, ein Minimum von Ammoniak und eine azothaltige organische Materie enthalte oder doch enthalten könne, wie denn auch die Flecke jener Instrumente von dieser Art waren, und nicht von Blutflecken herrührten.

Immer wird ein sonst ausreichendes Mikroskop in der Hand des geübten Kenners der anatomischen Blutbestandtheile das vorzüglichste Mittel zur Erkennung und Bestimmung des noch lebendigen flüssigen Blutes sein, so wie für das bereits eingetrocknete, etwa an Eisen-Messern, Dolchen, Säbeln, Beilen, Aexten, ferner an Zeugen und Kleidern, an Holz, Sand, Thon und dergl. haftende die Darlegung von Blutkrystallen ein hauptsächliches Augenmerk sein muss. Gleichwohl unterliegen diese Mittel mannigfachen Beschränkungen und Hindernissen, können nicht immer zur Anwendung kommen, oder sind allein noch nicht ausreichend. In dem Erforderniss kurzer praktischer Ausdrücke können wir eine anatomische, physikalische und chemische Blutprobe oder noch besser: eine mikroskopische, Krystall-, Spectral-, Ozon- oder Guajak-, Eisen- und Cyanprobe unterscheiden. Selbstverständlich können nur diejenigen zu gerichtlich gültigen Blutproben sich berufen fühlen, welchen bei hinreichender physiologischer und chemischer Sachkenntniss die erforderlichen genügenden Untersuchungsmittel: Mikroskop, Spectroskop, Chemicalien und die zu diesen gehörige chemische Apparatur, welche gleichwohl sehr bescheiden sein darf, zu Gebote stehen, die sich ferner die Geübtheit in der Untersuchung auch der kleinsten Quantitäten des gegebenen Materials erworben haben. An solche richtet denn nun das Gericht die Fragen: 1) ist es Menschen- oder Thierblut? kann das nicht mit Sicherheit ermittelt werden: 2) ist es denn doch Blut? wenn das nicht erwiesen werden kann 3) ist bestimmt kein Blut da? Wenn es doch wohl motivirt sein dürfte, dass für ein gemeinsames Zusammenwirken die wissenschaftliche Entwicklung — der gewöhnlichen Lebenspraxis manche kleine Opfer bringe oder Rücksichten gönne, so möchte ich diese hier zunächst für kurze praktische Bezeichnungen der Gegenstände in Anspruch nehmen: kommen wir nach W. Preyer's Vorschlag darin überein, dass wir, unbekümmert um die specielle chemische Beschaffenheit der sog. Haeminkrystalle, wie sie in der Teichmann'schen Blutprobe und ihren Abänderungen dargestellt werden, nur von „Blutkrystallen" sprechen, dass wir ferner nach Hoppe's Vorgang den farbigen organischen Blutbestandtheil des Bluts, der unter verschiedenen alterirenden Einflüssen in einen albuminösen und in einen der Krystallisation fähigen eisenhaltigen Antheil sich spaltet, als „Haemoglobin" (der Kürze halber statt Haematoglobulin) oder auch als „Blutroth" „Cruorin", bezeichnen.

1. Die mikroskopische Blutprobe.

§ 1. Wird noch frisches, flüssiges, noch nicht eingetrocknetes Blut vorgefunden, so kann es sehr wohl gelingen, durch eine 4—500fache Vergrösserung in dem, zwischen zwei dünne Glas- oder Glimmerplättchen gebrachten Blutstropfen die Blutzellen des menschlichen Bluts zu erkennen und zu unterscheiden, falls man sich mit den Unterschieden des Menschen- und Thierbluts hinreichend vertraut gemacht hat, auch wohl durch unmittelbare Vorlage von genauen getreuen Abbildungen noch mehr gesichert ist. Es sind die Blutzellen bekanntlich markirt genug in Bezug auf Blut der Vögel und Amphibien, welches elliptisch geformte Blutkörperchen führt, weniger in Bezug auf die der Mammalien, welche, mit der merkwürdigen Ausnahme des auch elliptische Blutzellen führenden Kameel- und Lamabluts, alle rund sind. Es kann eine in gerichtlichen Fällen wichtige Aufgabe sein, das noch flüssig gefundene Blut eine Zeitlang in seiner anatomischen Integrität zu erhalten, und es auch vor Einflüssen zu bewahren, welche auf die Blutzellen auflösend und zersetzend wirken, wie Wasser, besonders heissem, Seife, Alkalien, gerbsäurehaltigen Flüssigkeiten, Säuren, Spirituosen. Es sind mancherlei Conservationsmittel versucht und empfohlen worden: Doppeltchromsaures Kali, Chromsäure, Pikrinsäure, Amniosflüssigkeit mit Jod (das sog. Schultze'sche Jodserum), eine Flüssigkeit aus 1 Eiweiss, $1^1/_3$ Kochsalz, 9 dest. Wasser, auch eine aus 1 Kochsalz, 5 Glaubersalz und 94 Wasser. Ich habe mich bemüht, diese Mittel zu prüfen, und, da sie mir nicht genügten, auch versucht, bessere aufzufinden. Vom Glycerin versprach ich mir einen conservirenden Einfluss auf die Blutzellen, wenn nicht schon genügend für sich, so doch mit Chlornatrium vermischt, aber mit nichten: es wirkt merkwürdiger Weise bald auflösend. So war es auch mit der Blausäure (ohne Weingeist-Zusatz); sie erhöht die Blutfarbe, schwellt die Blutzellen etwas auf, so dass sie klarer und deutlicher unter dem Mikroskop erscheinen, aber dieser sonst recht günstigen Wirkung für die Beobachtung folgt doch bald das Verschwinden der Zellen nach. Es fand dies auch, obschon merklich langsamer mit der mit Kochsalz versetzten Säure statt, wobei sich die auffallende Erscheinung darbot, dass das Salz nach der Verdunstung nicht in cubischen Krystallen wie gewöhnlich restirte, sondern efflorescirend und fatescirend vertrocknete, ohne von der Blausäure etwas aufgenommen zu haben. Ein Versuch, das Blut in Chloroformdunst unverändert zu erhalten, missglückte; es faulte nicht, aber die Zellen zerflossen in dem dicklich gewordenen Blut sehr bald; wohl aber ist ein Minimum Chloroform enthaltendes Blut auf längere Zeit für die spectroskopische Probe geeignet (vgl. § 9). Längere Zeit hielt ich einen Zusatz von Jodkalium für ein sehr geeignetes Conservationsmittel, bis ich bemerkte, dass es bei grösseren Dosen ein baldiges Verschwinden der Zellen und eine schleimartige Beschaffenheit des Bluts bewirkt.

Unter den Gasen und leicht vergasbaren Substanzen zeichnen sich nun aber das Kohlenoxyd- und das Beleuchtungsgas, welches letztere vorzugsweise ein Gemisch aus jenem und Kohlenwasserstoffgas ist, auch dadurch aus, dass, wenn das Blut möglichst frisch mit ihnen eingeschlossen wird, die anatomische Integrität desselben wochenlang in ihnen fortbesteht, selbst bei zuletzt aufkommenden geringen Graden von Fäulniss, so dass es unter dem Mikroskop immer noch unverändert erscheint. Dieses Conservationsmittel hat sich bei wiederholentlichen Versuchen in auffallender Weise bewährt; das Kohlenoxydgas wäre dem Beleuchtungsgas vorzuziehen, wenn seine Anwendnng ebenso bequem wäre wie die des letzteren. Roussin schlug eine Conservations- und Aufweichungsflüssigkeit vor aus drei Theilen Glycerin, einem Theil Schwefelsäure und so viel Wasserzusatz, dass das Gemisch die Dichtigkeit von 1,028 erreichte; ich habe dieses Mittel ganz unbrauchbar befunden.

Es gelingt zuweilen durch Aufweichung des eingetrockneten Bluts mit Lösungen, welche die Blutzellen möglichst intact lassen, wie mit solchen von Milchzucker, Zucker, Gummischleim, dem etwas Chlornatrium zugesetzt worden ist, die Form der verschrumpften Blutzellen der normalen nahe zu bringen. Struve bemerkt, dass, wenn man Zinkpulver mit entsprechend verdünntem Blut schüttele, schliesslich alles Albumin und Blutroth ausgeschieden werde und die „Hüllenform" der Blutzellen noch längere Zeit im Niederschlag erkennbar bleibe; die überstehende Flüssigkeit enthalte dann nur die Blutsalze und eine leimartige Substanz; von dem Wasser sei ein Theil Superoxyd geworden. Mir war es doch nicht möglich, in dem Niederschlag deutliche Blutzellen zu unterscheiden. Am besten ist es mir noch gelungen, wenn das eingetrocknete Blut noch nicht sehr lange gelegen hatte, die Blutzellen durch minutiöse Zusätze von Galle aufzuweichen, und zu ihren normalen Contouren aufzuschwellen, welche letztere Erscheinung allerdings schon eine beginnende Auflösung ist. Dass die Galle die Blutzellen ziemlich rasch auflöst, wurde von mir zuerst im Jahre 1840 beobachtet; es ist das in meiner preisgekrönten Schrift. „der Chemismus in der thierischen Organisation", Leipzig 1840, bemerkt; in der praktischen Heilkunde haben einige Autoritäten diese Thatsache nicht unwichtiger pathologischer Reflexionen gewürdigt. Sehr verzeihlich ist es, dass Gorup-Besanez meine Beobachtung entgangen ist; er bemerkt in dem zoochemischen Theil seines ausgezeichneten Lehrbuches der Chemie, in dem Artikel: „chemisches Verhalten der Blutkörperchen": dagegen löst sich die Hülle der Blutkörperchen in einer Auflösung von Galle oder gereinigtem glyco- und taurocholsauren Natron ziemlich rasch. Die Thatsache

(W. Kühne), dass nach der Injection von Gallelösung ins Blut der Harn haematinhaltig wird, findet hierin seine vollkommen genügende Erklärung."

§ 2. Es können nun auch wohl die Blutzellen unter Umständen, z. B. bei einem simulirten blutigen Raubanfall, in dem noch flüssig vorgefundenen Blut fehlen, wovon mir selbst folgender interessanter Fall vorgekommen ist: ein Fleischer aus hiesiger Gegend wollte auf dem Wege zu seinem einige Meilen von ihm entfernt wohnenden Creditor, für den er vorgeblich 100 Thaler Geld in seiner Geldkatze bei sich trug, in einem Walde von zwei Kerlen angefallen und von diesen, unter blutiger Verletzung am Halse durch Messerstiche während des Ringens mit jenen, des Geldes beraubt worden sein. Auf seine Anzeige des Raubanfalls untersuchte die nächste bezügliche Behörde den Ort, und fand nicht weit davon eine anscheinend mit Blut erfüllte Flasche. Als der überfallen sein wollende Fleischer darnach gefragt wurde, sagte er aus, dass ihm die Flasche gehöre, dass sie mit Pomeranzenschnaps versehen gewesen wäre, und während des Anfalls zwischen der Weste und dem Hemde, ziemlich hoch am Halse, gesteckt habe; es sei nun eben im Ringen mit den Kerlen der Stöpsel abgestossen, und in die Flasche ein Theil Blut geflossen. Die von mir erbetene nähere Untersuchung ergab, dass die blutige Flüssigkeit in der Flasche keinen Branntwein, höchstens Spuren davon, enthielt, dass das Blut, mit etwas verdünnter Schwefelsäure gemischt und geschüttelt, einen eigenthümlichen Geruch nach Schweinen entwickelte, ferner, dass es keine Blutzellen erkennen liess. Alles wies darauf hin, dass es ein gerührtes Schweineblut war. Als dem Fleischer dies im Verhör vorgehalten wurde, beugte er sich vor der juristischen und physikalischen Prüfungskunst, und gestand, dass er mittelst gerührten Schweinebluts und einiger leichter Selbstverletzungen am Halse einen Raubanfall habe simuliren wollen, um sich vor dem drohenden Drängen seines Creditors noch einige Zeit zu sichern. Wenn nun, wie nicht selten in Uebertreibungen, gesagt wird, dass die anatomische, die mikroskopische Probe entscheidend sei, und nicht hinzugefügt wird, dass das von dem noch nicht eingetrockneten Blut gelte, so kann das den Laien und weniger Erfahrenen gar leicht irre führen. Dugend bemerkt sehr richtig, es haben dies freilich schon Manche vor ihm gethan, „die directe Nachweisung der Blutkörperchen kann nur durch das Mikroskop geschehen, und ist unter Umständen das einfachste und sicherste Verfahren zur Erkennung des Bluts; wo es sich aber um die Ermittelung desselben an eingetrockneten Flecken handelt, kann das Mikroskop nur beschränkte Anwendung finden, denn durch das Eintrocknen, das nachherige Aufweichen mit Wasser, durch eine längere Einwirkung der atmosphärischen Luft und andere Agentien erleiden die Blutzellen Veränderungen, deren genaue Kenntniss und Beurtheilung nur bei geübten Mikroskopikern vorausgesetzt werden kann.“ Dass man wohl auch ein diagnostisches Zeichen an einer eigenthümlichen Eintrocknungsweise des Menschenbluts habe, muss ich nach einer oftmaligen Prüfung dieses Gegenstandes verneinen. Nach Neumann's Beobachtung, welche Day bestätigt, soll die Figur oder das Netzwerk, welches das menschliche Blut beim Eintrocknen unter dem Mikroskop zeigt, zur Unterscheidung desselben von dem Blut der Thiere benutzt werden können. Man breitet nach ihm ein Tröpfchen des zu untersuchenden Blutes auf einer Glasplatte aus, legt diese unter das Mikroskop, und beobachtet den Fleck so lange, bis Gerinnung eingetreten ist. Das menschliche Blut zeigt dann ein gemustertes Netzwerk, das Blut von Thieren (Kälbern, Schweinen u. a.) braucht längere Zeit zum Gerinnen, und giebt grössere Muster, aber das Blut eines jeden Thiers scheint ein eigenthümliches Bild zu liefern.“

§ 3. Ist die mikroskopische Prüfung, sei es mit positivem oder sei es mit negativem Resultat, erledigt, so sind alle anderen Proben zunächst auf das Blutroth, als die eigenthümlichste und distinctiveste Substanz in den Blutzellen gerichtet. Nicht in allen, jedoch in den meisten Fällen ist es zunächst die Aufgabe, das geronnene und eingetrocknete Blut aufzulösen, bei deren Erledigung sich auch schon manche Differenzen in Vergleich mit anderen äusserlich ähnlichen Substanzen aufthun. Nur darf hierbei, wenn die noch fragliche Materie nur in sehr kleinen Quantitäten der Untersuchung zukommen kann, für die weiteren entscheidenden Proben Nichts verloren werden, oder sich doch nur auf Minima im Verbrauch beschränken. Schon das (destillirte) Wasser löst insgemein das eingetrocknete Blut leicht auf, wobei, wenn nicht zugleich gerieben und nur ein feiner Haarpinsel zu Hülfe genommen wird, mindestens unter der Loupe sicht- und wohl auch deutlich erkennbare grauweisse Fibrinfäserchen zurückbleiben. Ist aber das Blut eingekocht oder hat es der Wirkung der Siedhitze des Wassers und darüber hinaus unterlegen, hat längere Zeit die Sonne auf eine Blutstelle gebrannt, so löst das Wasser Nichts oder nur äusserst wenig auf; das ist auch der Fall mit einem in Weingeist geronnenen und ebenso mit einem durch einen reichlichen Zusatz von Chloroform coagulirten Blut. Selbst in verdünntem Ammoniak löst sich das zu einer röthlich braunen Masse stark eingekochte Blut insgemein nicht auf; nur im Kochen wird sich die Flüssigkeit schwach röthlich färben; auch einer schwächeren Lauge kann ein solches Blut Widerstand leisten. H. Rose fand, dass, wenn das auf Eisen vertrocknete Blut mit dem entstandenen Eisenrost schon längere Zeit in Berührung gewesen war, das Blutroth eine in Wasser unlösliche Verbindung erzeugen könne; man soll dann das Blut mit verdünnter Aetzkaliflüssigkeit ausziehen. Das Thonerdehydrat, bemerkt H. Zollikofer, hat, ähnlich dem Eisenoxyd, die Fähigkeit mit Blutroth eine unlösliche Verbindung zu geben. In dem Fall, dass man einen blutbefleckten Boden zu untersuchen habe, müsse man, bemerkt derselbe, wie bei Eisenoxyd, nach der Behandlung mit Wasser noch mit Kalilauge auskochen. Bei der Verfolgung von Blutspuren ist nun aber in Bezug auf die Spectral- und die Krystallprobe der Rath bedenklich, da das Kochen des Bluts mit Aetzlaugen dem Blutroth seine Spectral- und Krystall-Eigenthümlichkeit rauben kann. Selbst die längere Einwirkung kalter und verdünnter Aetzlaugen hat man zu scheuen. Für eingetrocknetes, im Wasser für sich schwer- oder nicht lösliches Blut ist die Ammoniakflüssigkeit immer das geeignetste Solvens, zumal es den distinctiven Eigenschaften des Blutrothes für die Zeit der Untersuchung keinen oder einen nur geringfügigen Eintrag thut. Gemische von Alkohol und Acidum aceticum, noch mehr von Alkohol und Ammoniak sind Solventia für ein durch Kochen und durch Weingeist coagulirtes und verändertes Blut, insbesondere das zweite, was eine granatrothe Tinctur auszieht; dasselbe gilt für die Blut-Niederschläge durch Gerbsäure und Zinkacetat; die Lösung des letzteren ist braunroth. Essigsäure allein ist zur Lösung nicht wohl geeignet, da sie eine schmierige braunschwärzliche Masse liefert, die sich gleichwohl in einem reichlichen Ueberschuss der Säure und beim Erhitzen verflüssigt. Von den Carbonaten und Bicarbonaten der Alkalien zeigte sich mir das Bicarbonat des Natrons in Bezug auf Lösung eines durch Weingeist geronnenen Bluts am wirksamsten. Nach Gunning zieht das Jodkalium auch die geringsten Spuren von Blutroth (Blut), selbst auch sehr altes aus, und diese Solution eignet sich nach ihm sehr wohl zur Spectralanalyse, jedoch nicht zur Krystallprobe. Auch die reine, d. h. nicht weingeisthaltige Blausäure und das Cyankalium, wie es von letzterem zu erwarten ist, lösen eingetrocknetes Blut und erhöhen die Farbe desselben. Diese Solventia haben jedoch für die in R. st. Praxis keinen Werth, und halten beide auch eine geraume Zeit die Fäulniss auf, so schädigen sie doch auch die spectralanalytische Eigenschaft, da diese im blausäurehaltigen Blut in kurzem annullirt wird. Besonders beachtenswerth in forensischer Beziehung ist es, dass das an Zeugen haftende vertrocknete Blut, wenn es längere Zeit, Wochen, Monate der freien Luft exponirt worden war. in Ammoniak gelöst keine Blutbänder mehr giebt; in einigen Fällen konnte ich durch einen Zusatz von Natronbicarbonat die im Erlöschen begriffene spectrale Eigenschaft noch sichtbar machen. That ich die blutbefleckten Zeuge in durch Phosphor-ozonisirte Luft nur auf 24—36 Stunden, so wurde die spectroskopische Eigenschaft aufgehoben; wurden sie aber lufttrocken alsbald in einen Exsiccator gelegt und chemisch trocken aufbewahrt, so wurde die optische Eigenschaft lange conservirt.

2. Die Ozon- oder Guajakprobe.

§ 4. Nachdem ich in einer speciellen Verfolgung der Guajakprobe so glücklich gewesen bin, die Umstände aufzufinden, unter welchen sie auch bei der Erprüfung der kleinsten Blutmengen die allgemeinste Brauchbarkeit und fast unbedingte Sicherheit gewinnt, halte ich es für motivirt, sie noch der Spectral- und der Krystallprobe voranzustellen. Es war im Jahre 1863, da der Holländische Arzt van Deen fand, dass die geringste Menge von Blut, wie alt und vermischt mit anderen Substanzen es auch sein möge, durch Guajaktinctur und ozonisirtes Terpentinöl, blau gefärbt wird. Er giebt an: altes stinkendes Blut, das 8 bis 9 Monate lang aufbewahrt war, wurde mit so viel destillirtem Wasser vermischt, dass die Flüssigkeit fast farblos erschien: einige Tropfen derselben, mit ozonisirtem Terpentinöl und Guajaktinctur vermischt, färbten sich sogleich intensiv blau; auch wenn man sie zuerst mit dem Terpentinöl 24 Stunden stehen liess, und dann die Guajaktinctur hinzusetzte, entstand die Farbe. Blut, welches zwei Jahre mit Eisessig gemischt gestanden hatte, eine ebenso alte Mischung von Blut und Alkohol und getrockneter Blutkuchen vom Kalbe gaben diese Reaction. Altes Blut, namentlich flüssig aufgehobenes und gefaultes, wirkte kräftiger als frisches. Dieselbe Reaction wird aber auch in geringem Grade von Eisenvitriol, Eisenjodür und Schwefeleisen, und in hohem Grade von essigsaurem Eisenoxyd und von Eisenchlorid hervorgerufen.

Liman hatte die van Deen'schen Angaben geprüft und bestätigt gefunden, und fügte noch Folgendes hinzu: Die zu dieser Ozon- oder Guajakprobe dienende Guajaktinctur muss frisch mit aus der Mitte der Stücke genommenem Harze bereitet sein; das Terpentinöl muss verdünnte Indigolösung vollständig entfärben. Liman fand, dass Blutlösungen selbst bei einer Verdünnung von 1:6000 noch sofort eine blaue Färbung hervorbringen, und dass viele andere organische Substanzen wie Albumin (frisches und fauliges), Urin, Galle, Kirschsaft dies nicht thun. Der wässrige Auszug von Blutflecken auf den verschiedensten Stoffen, wie Shirting, Leinwand, schwarzer und rother Seide, brauner Wolle, weissem Schafleder, Holz, einer nicht rostigen Messerklinge, gab die Reaction mit grösster Schärfe. Ein Blutflecken auf Leinwand, nach 24 Stunden mit Brunnenwasser gewaschen, dann scharf getrocknet, darauf 24 Stunden mit destillirtem Wasser macerirt, lieferte eine farblose Flüssigkeit, die eine deutliche Reaction gab. Auch die directe Befeuchtung von Blutflecken auf Leinwand oder Holz mit Guajaktinctur und Terpentinöl erzeugte die blaue Färbung, und zwar auch dann, wenn sehr schwache Flecken absichtlich mit fremden Substanzen (Koth) beschmutzt und dann abgespült wurden, oder wenn der noch fremde Blutfleck sogleich mit heissem Wasser oder selbst mit Seife und Wasser bis zur vollständigen Farbenlosigkeit des Zeuges abgespült worden, so dass mit blossem Auge Nichts von Blutspuren zu sehen war. Man kann daher, wenn der zu untersuchende Flecken die besprochene Farbenreaction nicht zeigt, mit aller Sicherheit schliessen, dass kein Blut vorhanden sei; umgekehrt kann man dagegen aus dem Auftreten der Reaction noch nicht auf die Gegenwart von Blut schliessen, da eine Menge anderer Stoffe dieselbe Wirkung hervorbringen kann. Viele Substanzen bläuen schon die Guajaktinctur allein, wie Kleber, Käsestoff, manche frische Wurzeln, Kartoffelschaalen u. e. a., nach Berg auch arabisches Gummi. Für meine Probe, s. das Folg., waren Kleber, Gummi, Käsestoff, die Wurzeln von Borré, Sellerie, Meerrettig, weisse Rüben indifferent. Liman bemerkt weiter: Mit Terpentinöl und Guajaktinctur geben Leinwand, Shirting, ungefärbte Wolle, Watte keine Bläuung, wohl aber gegerbtes Schafleder und das Decoct davon, während der kalte Auszug unverändert blieb; selbst gewöhnliches und schwedisches Filtrirpapier zeigte nach längerem Stehen eine, allerdings sehr schwache grünlich-bläuliche Färbung. Man muss daher bei Beurtheilung von Flecken, namentlich auf gefärbten Stoffen, sehr vorsichtig sein, und stets einen fleckfreien Theil sowohl des Stoffes selbst, wie dessen wässrigen Auszug in gleicher Weise prüfen. Es geben, wie schon van Deen erwähnt hat, auch manche Eisenpräparate, wie Eisenchlorid, essigsaures und citronensaures Eisenoxyd eine stark blaue Färbung; in schwächerem Grade thun dies Eisenoxydhydrat, so Rostflecken, Eisenflecken in Wäsche u. s. w. Diese Eisen-Flecken können jedoch, wenn sie nicht an derselben Stelle, wie die Blutflecken vorkommen, leicht dadurch unterschieden werden, dass sie sich beim Kochen mit verdünnter Salzsäure lösen, während Blutflecken kaum dadurch verändert werden, und dass sie sich, mit Salzsäure befeuchtet, mit Blutlaugensalz blaufärben, was Blutflecken nicht thun. Für Blutflecken auf rostigen Instrumenten, bemerkt Liman weiter, ist die van Deen'sche Reaction überhaupt nicht anwendbar. Auch kann sie, wo sie ein positives Resultat giebt, unter Berücksichtigung der erwähnten Verhältnisse, es immer nur wahrscheinlich machen, dass der fragliche Flecken ein Blutflecken sei, und nur zur Unterstützung anderer Beweise dienen. Soweit L. Liman.

§ 5. Bei der mehrmaligen Wiederholung der van Deenschen und Limanschen Versuche habe ich sie im Wesentlichen alle zutreffend gefunden. In Bezug auf die oben angedeutete Relativität der Guajakprobe füge ich aus meinen Versuchen noch Folgendes hinzu: Ausser den oben genannten Eisensalzen bläuten auch Eisenoxydsulphat, Eisensalmiak, Kupferoxydnitrat, Kupferoxydsulphat, Natrium-Goldchlorid (dieses sofort und sehr auffallend), Manganoxyd und Mangansuperoxyd (auch das feine Braunsteinpulver und schon nach kurzer Einwirkung), ferner übermangansaures Kali (dunkelgrün bis grünlichblau färbend). Chromsaures Kali bewirkte mehr ein Grün; Chromchlorid und Zinkchlorid reagirten nur schwach; Blei-, Cobalt-, Nickel- und Wismuthsalz, Kupferchlorür, Quecksilber-, Platin- und Palladiumchlorid, Quecksilbercyanid waren indifferent, so auch die Sulphate und Carbonate von Mangan- und Eisenoxydul, falls noch kein Uebergang zum Oxydsalz stattgefunden hatte. Sumpfeisen war neutral. Ein aus Eisensalmiak mittelst Ammoniak gefülltes Eisenoxydhydrat sah ich sogleich bläuen; auch das auf Platinblech stark erhitzte und von Ammoniaksalz befreite Hydrat wirkte noch; dagegen war das aus Eisenchloridlösung niedergeschlagene Hydrat zunächst indifferent, bläute aber das Guajak, nachdem es einige Tage an der Luft gelegen hatte. Blutsteinpulver war ohne Wirkung, desgleichen frisch gefälltes und älteres Thonerdehydrat.

Unter den geprüften vegetabilischen Farben: Heidelbeeren, Kirschen, rothe Rüben oder Bete, Krapp, Fernambuk, Brasilien, Campeche, Sandel, gelbe Wurzeln oder Möhren, zeigten nur letztere, wenn das Schabsel mit Guajak zusammengerieben wurde, ein schwaches Bläulichgrünwerden. Anilinroth und rothe Dinte (von Cochenille) waren indifferent. Auffallend war mir die grünliche Bläuung, welche die frisch zerriebenen und mit der Guajaktinctur vermischten Blätter von Acanthus, Philodendron, Oleander u. e. a. hervorbrachten, während viele andere Blätter sich indifferent verhielten. Waren solche Blätter getrocknet oder der Siedhitze des Wassers ausgesetzt gewesen, so waren sie unwirksam, wie auch das Möhrenpigment hierdurch unwirksam wurde, was auch dann von allen anderen vegetabilischen Säften gelten darf. Auch von Mehl und Kleber habe ich keine Wirkung gesehen. Von thierischen Substanzen und Flüssigkeiten habe ich frisches, vollkommen ausgewaschenes Blutfibrin, Milch, Käse, Galle, Serum, Flüssigkeit von Canthariden, Speichel, Eiweiss, eingetrockneten Schweiss, Rotz, Eiter, Sputa, Spermaflecke geprüft; sie verhielten sich vollkommen indifferent. Das ganz weisse Fleisch von Fischen und Amphibien ist indifferent; wo aber irgend eine Röthung desselben sich aufthut und einen Blutgehalt anzeigt, mag er auch noch so geringe sein, bläut sich die Guajakprobe. Eigenthümlich abweichend zeigen sich gegerbtes Leder und Flanell, wenn auch nicht immer, indem sie sich insgemein nach längerer Einwirkung schwach bläuen, ohne dass dies etwa bei ersterem vom Gerbstoff herrührt, der ganz indifferent ist.

§ 6. In Bezug auf diese Aehnlichkeiten der Wirkung des Bluts in der Guajakprobe mit einigen anderen Substanzen, insonderheit mit den Eisensalzen, mit welchen denn doch leicht ein Conflict vorkommen könnte, würden die von Schönn u. A. und von der oben bezeichneten franz. Commission ausgesprochenen Bedenklichkeiten ganz begründet erscheinen, und die Guajakreaction müsste eine sehr relative Blutprobe heissen, zumal die von Mehreren und von mir selbst gemachte Erfahrung hinzukommt, dass die Guajaktinctur nach längerer Zeit unbrauchbar geworden sein kann. Es kann aber die Guajakprobe unter gewissen, leicht zu ermöglichenden Cautelen, wenn auch vielleicht nicht absolut, doch höchst zuverlässig gemacht werden. Zunächst fällt die ähnliche Reaction des Leders, Flanells, einiger Vegetabilien ganz fort, wenn sie durch die Siedhitze des Wassers alterirt worden sind, während das gekochte Blut, sowie auch der aus demselben mit einem heissen Gemisch von Ammoniak und Alkohol bewirkte Auszug, nachdem zuvor jenes durch Essigsäure fast neutralisirt worden, die Bläuung, in der alsbald näher anzugebenden Weise, noch sehr auffallend geben. Sodann ist die Bedenklichkeit wegen der Veränderlichkeit der Guajaktinctur zu beseitigen: es bedarf nur der Beschaffung eines frischen, unverwitterten Guajakharzes, der feinen Zerreibung desselben und Aufbewahrung des im Wasserbade getrockneten Pulvers in einer gut verstöpselten Flasche von schwarzem Glase, in welchem Zustande sich das Harz unverändert erhält. Die Guajaktinctur, schreibt die französische Commission vor, muss aus dem Harze mit Weingeist von 83 pc. bereitet sein, und das Wasserstoffsuperoxyd wende man am zweckmässigsten in einer Vermischung mit Aether an, denn diese Mischung halte sich in verstöpselten Flaschen im Dunkeln. Es ist zu verwundern, dass man nicht schon die Anwendung der Tinctur verlassen und die des Pulvers eingeführt hat, und ebenso, dass man nicht dem Terpentinöl zu einer grösseren Constanz, zu einer grösseren Wirksamkeit durch geeignete Zusätze verholfen hat, Zusätze, die das theure und schwer zugängliche Wasserstoffsuperoxyd, wie es jene Commission empfiehlt, unnöthig machen, es auch bei Weitem übertreffen. Nach mehrfachen Versuchen mit der Anwendung des Guajaks und des Terpentinöls zur ozonischen Blutprobe habe ich gefunden, dass diese in folgender Weise überaus empfindlich und von sie störenden, annullirenden Einflüssen frei ist. Man vermischt ein reines destillirtes Terpentinöl mit gleichen Massen Chloroform und Alkohol, setzt diesem Gemisch etwa $^1/_{10}$ des Volums des Terpentinöls an Acidum aceticum oder Eisessig hinzu, und fügt so lange, zuletzt tropfenweise, destillirtes Wasser bei, als die Flüssigkeit noch klar bleibt. In einem kleinen Porcellanmörser reibt man die fragliche Blutprobe mit gleichviel oder auch etwas mehr Guajakpulver zusammen, übergiesst dann dieses Gemisch reichlich mit jener Flüssigkeit (ich will sie Terpentinliquor nennen), und rührt einige Secunden bis Minuten mit dem Pistill um; es entsteht dann sofort oder sehr bald eine dunkelazurblaue (filtrirbare) Flüssigkeit, deren Farbe sich insgemein $^1/_4$—$^1/_2$ Stunde hält, dann aber missfarben und bräunlich gelb wird, daher man diese Ozonprobe unter Augen behalten muss. Eingeschlossen in einer Atmosphäre von kohlensaurem-, Wasserstoff- oder Stickstoffgas ist sie etwas länger haltbar. Während mir öfter ein geronnenes und gekochtes, dann getrocknetes Blut bei der bisherigen Weise der Anwendung des Guajaks keine oder eine zweifelhafte Reaction gab, wurde es, mit Guajakpulver verrieben und mit dem Terpentinliquor übergossen und vertheilt, sofort zu einer schön blauen Tinctur. Wie man die Anwendung der Agentien auch aufeinander folgen lassen möge: erst Guajakpulver, dann den Liquor, dann das fragliche Blutpulver oder umgekehrt: immer doch wird die auffallende Bläuung eintreten, wenn nur eine Spur Blut zugegen war. Um sehr kleine Mengen Blut zu dieser Probe fassbar zu machen, kann man sich des Abreibens mit reinem Sand, mit etwas benetztem Fliesspapier u. dgl. bedienen, und diese dann in das Guajakpulver vertheilen. Nicht selten wird man den fraglichen Blutfleck auf dem Zeuge unmittelbar dadurch deutlich erkennen können, dass man mit dem nassen Zeigefinger etwas Guajakpulver darüber reibt, und dann die Stelle mit dem Terpentinliquor benetzt, worauf alsbald die Bläuung eintritt. So kann man z. B. Flohblutflecke, selbst sehr alte, alsbald erkennen. Muss man auch hier, wie bei den anderen Proben beachten, dass das Blut seine ozonisirende Eigenschaft durch Einwirkung stärkerer Säuren: Schwefel-, Salz-, Salpeter-, Phosphor-, Arsenik-, Weinsteinsäure u. a., sowie auch andererseits durch den längeren Einfluss von concentrirteren Laugen, von Cyankalium (auch die Cyanwasserstoffsäure schwächt merklich), von Schwefelcalcium und Schwefelammonium verloren haben könne, so ist doch auch hier häufiger als in anderen Proben durch Neutralisation jene Eigenschaft, wenn auch als eine merklich schwächere, zurückzurufen. So annullirt die Vermischung mit Schwefelammonium die ozonisirende Eigenschaft; sie kommt aber wieder, sobald das Schwefelammonium im Wasserbade verjagt worden ist. Unterschwefligsaures Natron, schwefligsaures Natron annulliren die Probe nicht, wohl aber ein Zusatz von Zinnchlorür. Unter jenen Säuren sind Phosphor- und Weinsteinsäure die mildesten, denen sich die anderen allgemeineren organischen Säuren anschliessen. Gegen Essig- und Ameisensäure ist das Blut, wie es scheint, jahrelang für die Ozonprobe constant. Ein mit Natroncarbonat, einfachem und doppeltem, bewirkter Blutauszug, der, eingetrocknet schwärzlichgrau aussah und monatelang an einem feuchten Orte gelegen hatte, gab, mit Essigsäure neutralisirt und verdunstet, die Ozon- oder Guajakprobe noch sehr gut, so ist auch das mit Schwefelwasserstoffgas reichlich geschwängerte Blut, flüssig oder auch eingetrocknet, noch sehr empfindlich, ja es scheint, gleich dem schon fauligen Blut, recht auffallend zu wirken. Ich wüsste ausser den obigen mehr und weniger annullirenden Einflüssen, keinen einzigen, der die Ozonprobe, nach meiner Methode angestellt, unwirksam mache. Die Blutcoagula durch Hitze, Weingeist, Chloroform, das längere Zeit der gewöhnlichen, sowie der ozonisirten Luft exponirt gewesene Blut, das Blut, was lange Zeit an Flanell, Leinen, Papier, Holz, Thon, Sand, Erde, Eisen, Blech und dergl. gehaftet hatte, gab die Ozonprobe auffallend gut, und schon in Minimis; ebenso verhielten sich die Niederschläge mit Zinkacetat, Gerbsäure und mit Zinkpulver. Auch die sog. Haeminkrystalle und ihre Lösung in einem Gemisch von Chloroform, Alkohol und Essigsäure (Eisessig) geben die Ozonprobe sehr prägnant. Wo die Ozonisation träge ist, kann durch Säuerung mit Essigsäure nachgeholfen werden.

Wir haben nun noch den Conflict mit Metall, besonders den mit Eisensalzen zu beseitigen, welcher um so eher eintreten könnte, wenn man das eingetrocknete Blut mit einem heissen Gemisch von Essigsäure und Alkohol ausgezogen hätte. Bei der Extraction mit Ammoniak- oder mit Kaliflüssigkeit, sollte man glauben, würde alles Eisen zurückgehalten werden und auf dem Filtrum bleiben, aber dem, das darf man mindestens vermuthen, dürfte dann nicht so sein, wenn etwa mit dem Eisensalz ein organischer Körper in Verbindung tritt, wie z. B. Weinsteinsäure, Zucker, welche die Fällung des Eisenoxyds durch Alkali bekanntermassen verhindern. Bei dem Ammoniak ist das nun freilich nicht der Fall, aber es kann Minima von Kupfersalz aufgelöst enthalten, und dieses eine ähnliche Reaction hervorbringen, wie das Blut und das Eisensalz. Man muss sich wundern, dass man zur Sicherung der ozonischen Blutprobe vor diesem Conflict nicht das vor Kupfer, Eisen und anderen metallischen Theilen bewahrende Hydrothionammoniak beachtet hat, was, nachdem man es verraucht — und nachdem die Luft genugsam eingewirkt hat, die ozonische oder Guajakprobe wieder eintreten lässt. Man zieht das eingetrocknete Blut, es kann ja in diesem Falle auch auf Eisen, Kupfer und dergl. haften, mit heissem Ammoniak aus, selten wird man Essig und Alkohol vorziehen, setzt dann Hydrothionammoniak hinzu, filtrirt und dunstet in einem flachen Gefäss bei gelinder Wärme ein. Auf dem Filtrum werden das Eisen oder andere metallische Theile zurückbleiben, während, wenn auch Blut zugegen war, dieses im Filtrat ist und nun verdunstet und der ozonischen Probe unterworfen, erkannt wird. Um diess mit Sicherheit annehmen zu dürfen, vermischte ich Eisen- und Kupfersalze, sowie ihre Hydrate und Carbonate mit Blut, liess diese Proben eintrocknen, und stellte in der angegebenen Weise die Prüfung auf Blut an, die Nichts zu wünschen übrig liess.

§ 7. Soweit ich die Muskeln warmblütiger Thiere der Guajakprobe habe unterwerfen können, zeigten sie einen Blutrothgehalt, während, wie bereits oben bemerkt, die weissen Muskeln der Fische und Amphibien nicht reagirten. So ist es ja auch durch die Spectralprobe erwiesen. Werden die Mammalien-Muskeln geschabt, wiederholentlich und so ausgewässert, dass aus dem dann getrockneten Rückstand das Gemisch von Ammoniak und Alkohol nichts Farbiges auszieht, so sind sie auch gegen das Guajak indifferent. Dasselbe gilt von dem ebenso behandelten aus dem Cruor ausgewaschenen Blutfibrin. Aehnlich verhält sich das Serum, was, coagulirt und unausgewaschen insgemein noch mehr und weniger merklich ozonisirend wirkt, mit etwas ammoniakhaltigem Wasser vollkommen ausgewaschen indifferent ist. Unter den wirbellosen Thieren haben einige rothe Säfte, wie die rothen Chironomus- oder Federmücken-

Larven, die Regenwürmer und einige wenige andere. Durch die Darstellung der dem Blutroth eigenthümlichen Absorptionsstreifen im Spectroskop und der Blutkrystalle ist es erwiesen worden, dass diese rothen Säfte Blut, wenigstens Haemoglobin enthaltende Ernährungssäfte sind. In dem Regenwürmer-Blut, was ich im Jahre 1839 untersuchte, fand ich die gewöhnlichen Blutbestandtheile: Fibrin, Albumin, Blutroth; ich sehe nun, dass auch die Guajakprobe die Blutqualität erweist, wie es ja auch schon seit jener Zeit durch das Spectroskop und die Darstellung von Haeminkrystallen dargethan ist. Es wäre interessant, von der Euglena sanguinea und einigen anderen niederen Thieren die rothen Säfte der Guajakprobe zu unterwerfen; man kann wohl erwarten, dass sie auch hier negativ sein werden. Im Uebrigen hat wohl diese Reflexion auf das Blut ausser den Gefässen für die in R. st. Praxis keinen Werth; in physiologischer Beziehung dagegen hat man es mit Recht als ein sehr merkwürdiges Factum hervorgehoben, dass sich der eigenthümliche Farbstoff des Bluts der Wirbelthiere auch schon hin und wieder in den Säften der Evertebraten, anscheinend nur herbivorischen, findet, und dass es schon im dreitägigen Embryo des Huhnes auftritt.

3. Spectroskopische oder spectrale Blutprobe.

§ 8. Den Untersuchungen von verschiedenen Physikern über das Verhalten diverser Farbstoffe gegen unterschiedliche Abschnitte im Spectrum, insbesondere von Brewster, Herschel und Müller, folgte denn auch bald und zwar von 1862 ab die spectroskopische Prüfung des Blutfarbstoffs, und ganz besonders haben F. Hoppe und W. Preyer sich dieses Verdienst erworben. Es hatte sich bei jenen spectroscopischen Beobachtungen ergeben, dass durch einen grossen Theil der Farbstoffe Licht von bestimmten Brechbarkeiten vollständig absorbirt oder ausgelöscht wird, dass, wenn man die Strahlen des Spectrums durch sehr verdünnte Lösungen derselben hindurchgehen lässt, dunkle, ziemlich scharf begrenzte Streifen an bestimmten Stellen auftreten, wenn man das durch die Lösung hindurchgegangene Spectrum direct oder nach dem Auffangen auf einer weissen Fläche beobachtet. Die Absorptionsstreifen, welche sich im Spectrum einstellen, wenn dasselbe durch eine Farbstofflösung geht, sind nun offenbar Eigenthümlichkeiten der Farbstoffe, welche eine

Erkennung derselben oft in sehr zusammengesetzten Lösungen ermöglichen, und sie verdienen um so mehr Beachtung, als es an feinen chemischen Erkennungsmitteln der Farbstoffe und ihrer Veränderungen sehr mangelt. Sowie unter dem bisher untersuchten Farbstoffen der Indigo und das Chlorophyll, so zeichnet sich auch der Blutfarbstoff durch das Vermögen aus, Licht von bestimmten Brechbarkeiten ganz besonders stark zu absorbiren, und im Spectrum, welches durch seine Lösung hindurchtritt, dunkle Streifen zu erzeugen, welche andere rothe Farbstoffe nicht zeigen. Zur Uutersuchung solcher Spectra, insbesondere des Blutspectrums, bedient man sich des Bunsen'schen Spectralapparats, dessen Einrichtung ich nach der Angabe in Joh. Müller's Lehrbuch der Physik und Meteorologie hier verzeichnen will: Auf einem massiven gusseisernen Statif ist oben eine Messingplatte befestigt, auf welcher ein Flintglasprisma von 60° aufgesetzt ist. Auf derselben Platte ist ein Metallring befestigt, in welchem ein unbewegliches Rohr steht, das nach aussen hin durch eine Metallplatte mit einem Spalt geschlossen ist, durch welchen das zu untersuchende (Sonnen- oder Lampen-) Licht einfällt; das gegen das Prisma gekehrte Ende des Rohrs ist durch eine Linse geschlossen, in deren Brennpunkt sich der Spalt befindet. Das durch das Prisma erzeugte Spectrum wird durch ein (astron.) Fernrohr des Apparats beobachtet. Eine Metallschiene, welche dieses Fernrohr trägt, ist an einem Metallringe befestigt, welcher um den Hals des Statifs drehbar ist, so, dass man den Winkel, welcher die Axe des Fernrohrs mit dem unbeweglichen Spaltrohr macht, nach Belieben ändern, und das Fernrohr so stellen kann, dass jeder beliebige Theil des Spectrums in der Mitte des Gesichtsfeldes erscheint. Zur Abhaltung von fremdem Licht wird das Prisma und die diesem zugekehrten Enden des Fernrohrs und des Spaltrohrs mit einem geschwärzten Kästchen von Pappe oder mit einem schwarzen Tuche überdeckt. Es ist wohl nicht zu leugnen, dass, hinsichtlich der mit spectroscopischen Blutproben beauftragten Aerzte der Bunsen'sche Apparat, da er zwischen 150 und 180 Mark kostet, zu theuer, unter den meisten Umständen nicht handlich und leicht transportabel genug ist. Durch Hinweglassung der Fernröhre hat Mousson einen Spectralapparat construirt, welcher bei geringem Preise in allen Fällen ausreicht, wo es nicht auf feinere Beobachtung der einzelnen Linien ankommt. In einem innen geschwärzten Kästchen von Messingblech ist ein Prisma von Faraday'schem Glase, welches 60° brechenden Winkel hat, so angebracht, dass es um eine verticale Axe gedreht werden kann. Einerseits ist das Kästchen durch einen geschwärzten Schirm, in welchem sich ein verticaler Spalt befindet, begränzt, andererseits ist eine innen geschwärzte Röhre angesetzt, welche zu 3—4 Centimeter ausgezogen werden kann. An ihrem äusseren Ende ist die Röhre mit einer feinen Spalte, deren eine Schneide natürlich zu verschieben ist, versehen, welche mit der brechenden Kante des Prisma's und jenem verticalen Spalt parallel sein muss. Diese Vorrichtung wird nun an Genauigkeit und Bequemlichkeit durch das Taschen-Spectroskop von J. G. Hoffmann in Paris übertroffen, welches besonders hinsichtlich der Blutprobe für den ärztlichen Gebrauch Nichts zu wünschen übrig lässt, 44 Mark kostet, und in der Westentasche getragen werden kann. In den meisten Fällen ist das directe Gas- oder Petroleumlampen-Licht genügend für die spectroskopische Blutprobe. Beobachtet man nun eine sehr dünne Blutschicht oder eine verdünnte Lösung von Blut in Wasser, in einer passenden Stellung zwischen den Lichtquell und das Spectroskop gebracht, (bei der Anwendung des Hoffmann'schen Instruments, welches mit einem senkrecht stehenden Spaltrohr endet, kann man das Gefäss der Flüssigkeitsschicht mit der linken Hand unmittelbar anlegen, während man mit der anderen Hand das Spectroskop gegen den Lichtquell richtet), so zeigt das Spectrum, nachdem es die Lösung passirt hat, zwei bestimmte dunkle Streifen, Absorptionsstreifen, Blutbänder, in Gelb und Grün. Beide Streifen liegen zwischen den Frauenhofer'schen Linien D und E, der dem schwächer gebrochenen Lichte entsprechende ist der Doppellinie D ziemlich nahe, der zweite liegt nicht so nahe an E. Beide haben, wenn die Blutlösung verdünnt genug ist, etwas geringere Breite als der Spectrumabschnitt zwischen E und b. Verstärkt man die Concentration der Blutlösung oder lässt man das Spectrum durch eine dickere Schicht der Lösung gehen, so nimmt die Breite beider Absorptionsstreifen zu, aber fast allein auf Kosten des gelbgrünen Lichts, welches beide Streifen von einander trennt; sie fliessen endlich bei gesteigerter Concentration der Lösung zu einem dunklen, ziemlich scharf begrenzten Felde zusammen. Dabei erlischt auch von dem Violet und Blau allmälig mehr und mehr, ohne dass sich hierbei bestimmte Streifen einstellen.

Endlich ist vom ganzen Spectrum nur noch die Partie zwischen E und b und das Roth und Orange bis D übrig. Bei noch stärkerer Concentration erlischt auch das Grün und es bleibt allein noch Roth mit seinen schönen Frauenhoferschen Linien übrig. Während nach diesen Erscheinungen der Blutfarbstoff an den bezeichneten Stellen zwischen D u. E das Licht ausserordentlich kräftig absorbirt, lässt er fast ebenso entschieden die Abschnitte zwischen C und D, sowie zwischen E und b intact. Es ergiebt sich schon hieraus die Schärfe der Contouren jener geschilderten Absorptionsstreifen, da die am stärksten absorbirten Abschnitte von den am schwächsten absorbirten enge umgränzt werden. In gerichtlicher Beziehung ist nun aber auch doppelt zu beachten, dass mit der Zeit und im Sommer nicht selten in sehr kurzer Zeit das Blut die in R. st. optische Eigenschaft verliert, vgl. d. folg. §.

§ 9. Nach allen bisherigen spectroskopischen Untersuchungen ist es das Blut, sowohl das arterielle, wie das venöse, was jene eigenthümliche Blutbändern giebt; andere rothe thierische wie pflanzliche Säfte geben sie nicht. Von den versuchten rothen Säften und Pigmenten: Heidel-, Hollunder-, Kermes-, Bromm-, Johannis-, Erd- und Weinbeeren, rothen Rüben, Campeche, Brasilien, Sandel, Fernambuk, Saflor habe ich keine Blutbänder und denen Aehnliches gesehen; aber ich fand es ein Mal an rother Dinte, welche aus 4 Cochenille, 6 Kali tartaricum, 1 Alaun, 6 Gummi, 8 Alkohol, 88 Wasser bereitet worden war, dass sie sich annähernd wie Blut verhielt; es geschieht aber nur, wenn sie frisch bereitet ist; mit dem längeren Stehen, zumal unter Luftzugang büsst sie diese Aehnlichkeit ein. Church fand in den Schwungfedern des Touraco oder Bananenfressers einen rothen kupferhaltigen Farbstoff, Touracin, welches sich in verdünnten Alkalien leicht löst, und ähnlich dem Blutroth zwei dunkle Absorptionsstreifen zeigt. Das Blutroth ist ein Farbstoff sui generiss: eine gewisse Aehnlichkeit hat es mit dem Indigo und gewissen rothen Pigmenten der Hölzer. Es scheint mit der Aufnahme und eigenthümlichen Anziehung von Sauerstoff nicht nur eines, sondern mehrere Zustände von Sauerstoff-, Blutroth oder Oxyhaemoglobin fähig. Binz sieht das Oxyhaemoglobin als ein Superoxyd an. Aber, ähnlich jenen vegetabilischen Pigmenten, ist es unter dem Einfluss desoxydirend wirkender Mittel auch einer gewissen Desoxydation fähig, in welchem Zustande es neben dem Oxyhaemoglobin im venösen Blut existirt, so dass dieses sich durch einen geringeren Gehalt an oxydirtem Blutroth und einen grösseren an reducirtem vom arteriosen unterscheidet. Stärkere Gegensätze durfte auch die höhere thier. Organisation nicht zulassen. Dadurch, dass Zusätze von gewissen Reductionsmitteln zum Blut demselben die Eigenschaft ertheilen, dass es dann nur ein (breites) Band, ein sogenanntes Desoxydations- oder Reductionsband, zeigt, durch Schütteln eines solchen Bluts aber mit atmosphärischer Luft oder noch besser mit Sauerstoffgas wieder zwei Bänder entstehen, was wiederum nur dem Blut, und zwar seinem Pigment, eigenthümlich ist, gewinnt die spectroscopische Probe eine noch grössere Verlässlichkeit. Mehrere Male jedoch lässt sich diese Erscheinung nicht ausführen, weil immer mehr die in R. st. optische Eigenschaft annullirenden materiellen Veränderungen unterliegt. Es ist das noch mehr bei jenen oxydir- und reducirbaren vegetabilischen lignösen Pigmenten der Fall, während die rothen Farben der Blumen, wenn auch vielleicht nicht in allen, doch in den meisten Fällen. Hydratzustände eines farblosen Chromogens sind. So ist es mir mit milderen entfeuchtenden Mitteln gelungen, die specielle Angabe dieses wissenschaftlichen Fundes muss ich mir vorbehalten, gewisse rothe Blumen, wie Rosen, augenblicklich zu entfärben oder zu bleichen, und in warmer feuchter Luft sich wieder röthen zu lassen, mit anderen Worten: eine rothe Rose in eine weisse zu verwandeln, und diese wieder zu einer rothen zurückzuführen. Aber die zerstörende Wirkung der oxydablen pflanzlichen Extractionsstoffe lässt dieses Experiment kaum zwei Male wiederholen.

Von den spectroskopischen Blut-Reductionsmitteln gebürt dem von Hoppe vorgeschlagenen Schwefelnatrium entschieden der Vorzug vor Stoke's Solution aus Zinnchlorür, Weinsteinsäure und Ammoniak; diese führt manche Unbequemlichkeiten mit sich. Zunächst muss man wissen, dass das Zinnchlorür, wenn es nicht in vollkommen schliessenden Gläsern und wohl aufbewahrt wird, mehr und weniger in Zinnchlorid übergeht, und damit so weit zersetzt wird, dass es als ein spectroskopisches Reductionsmittel nicht mehr brauchbar ist; und ist der Zusatz des Ammoniaks als Auflösungsmittel nicht gut getroffen, ist desselben zu wenig gewesen und ist es zum Theil verraucht, so bringt es Trübungen und Niederschläge im Blut hervor, welche die spectroskopische Prüfung annulliren. Ich habe noch essigsaures

Zinnoxydul in Essigsäure und in Ammoniak, Kupferchlorür in Ammoniak, unterschwefligsaures Natron, schwefeligsaures Ammoniak, feines Pulver von Zink und Zinkamalgam, reducirten Indigo versucht; sie zeigten sich aber unbrauchbar.

Indigoweiss lässt die Blutbänder intact und gibt dann bald, wie zu erwarten, eine purpurne Färbung; die Kupferchlorürsolution löscht die Bänder sogleich aus, es verschwindet aber auch mit dem Eintritt der Oxydation und des Blauwerdens die Blutfarbe, ohne dass die Bänder wiederkehren. Vom Kupferoxydsulphat, Kupferchlorid, Kupferacetat giebt Preyer an, dass sie die Bänder auslöschen, am langsamsten das letztere. Der Zusatz von unterschwefligsaurem Natron zersetzt alsbald die Blutlösung (wie? bedarf einer weiteren Untersuchung), so dass sie ein wasserhelles Filtrat gibt. Im Uebrigen lässt die Wirkung des Schwefelnatriums oft lange auf sich warten, während das Hydrothionammoniak viel wirksamer und zuverlässiger ist, vollends wenn das Gemisch ein wenig erwärmt wird; leider ist sein Gestank sehr lästig. Für die Zurückführung des Reductionsspectrums in das der Oxydation versuchte ich das Schütteln mit feinstem Braunsteinpulver, mit Bleisuperoxyd und mit Silberoxydhydrat, jedoch ohne Erfolg; das Zusammenschütteln mit Sauerstoffgas ist wohl am meisten zu empfehlen. Eine nicht geringe Zahl von materiellen Einflüssen lässt die Spectralprobe intact, wie Eintrocknung, Frost, ferner Wasserstoff-, Sauerstoff-, Kohlensaures-, Kohlenoxyd-, Arsenikwasserstoff-, Schwefelwasserstoffgas (dieses letztere erzeugt nach Hoppe noch einen dritten Streifen im Roth), ferner Stickstoffoxydul- und Ammoniakgas, dann auch Aether, Chloroform *), Schwefelkohlenstoff, arsenige Säure u. v. A. Aber es sind auch der Agentien nicht wenige, welche dem Blut die i. R. st. Spectraleigenschaft rauben. Der blutige Harn, welcher durch die Injection gallensaurer Salze in die Vene (Versuche an Hunden) aufkommt, enthält Blutroth, giebt aber keine Absorptionsbänder, und wird durch Sauerstoffgas nicht hellroth. Wenn das Blut coagulirt ist durch Hitze, Weingeist u. a. Mittel, desgl. durch Säuren, wie nament-

*) § 1 war von dem Verhalten des frischen flüssigen Bluts zu Chloroform-Dunst die Rede. ein Theil des Bluts verdickt sich zu einem homogenen Coagulum, ein anderer Theil bleibt schleimigt-flüssig, beide Theile sind dunkelkirschroth, zwischen Glasplatten gebracht und mit dem Spectroskop betrachtet, zeigen sie sehr deutlich die Blutbänder, und ein solches, nach Chloroform riechendes Blut scheint diese optische Eigenschaft lange zu behalten.

lich: Schwefel-, Salz-, Salpeter-, Phosphor-, Weinstein-, Milch-, Citronensäure u. a., so gibt die ammoniakalische Solution keine Blutbänder mehr. Eine längere Einwirkung von Essigsäure und Ameisensäure thut auch der Spectraleigenschaft Eintrag, so dass sie in wenigen Stunden und früher verschwindet. Einen solchen Einfluss üben auch die Laugen, selbst das Kalkwasser aus, doch ist das Blut länger gegen sie constant, als gegen Säuren. Ammoniak und kohlensaures Ammoniak haben ihm am wenigsten an, nicht ganz so mild sind kohlensaure fixe Alkalien. Mit der Fäulniss, wenn auch nicht sogleich, verschwindet die Spectraleigenschaft ebenfalls. Blut, was an leinenen Lappen haftet, eingetrocknet und der feuchten Luft exponirt ist, verliert in einigen Monaten, wahrscheinlich in vielen Fällen noch früher, die i. R. stehende Eigenschaft. Mit frischem Blut beflecktes Leinen, das nur kurze Zeit (einige Stunden) einer mittelst Phosphor ozonisirten Luft ausgesetzt gewesen war, zeigte keine Streifen mehr, desgl. das mit Terpentinöl geschüttelte Blut. Es ist auffallend, dass die Blausäure die Blutbänder bald annullirt. Nach Preyer tritt an die Stelle der beiden Streifen des Oxyhaemoglobins ein sehr breites Band ein, wenn man eine mit Wasser verdünnte und mit Cyankalium versetzte Blutlösung im Wasserbade einige Augenblicke auf 37,5 ° C. erwärmt. Auf Zusatz von etwas Schwefelammonium verschwindet das Band und erscheinen wieder zwei den obigen ähnliche Streifen. Bei dem kohlenoxydgashaltigen Blut soll man ohngefähr bis zum Kochen erhitzen, wenn man die beiden Streifen dieses Bluts vernichten und das breite Band erhalten will.

Die Erfordernisse der spectroskopischen Praxis sind nun folgende: a) die zu untersuchende Blutschicht, da das Blutroth eine stark tingirende Kraft hat, darf nicht zu concentrirt sein; sie mag etwa die Farbe der dunklen Pfirsichblüthe haben. Hoppe hat als Gefäss für die spectroskopische Blutrothlösung eigene Haematinometer vorgeschlagen, welche der Optiker Schmidt in Berlin nach seiner Angabe anfertigt, in denen man eine Flüssigkeitsschicht von gerade einem Centimeter Dicke untersuchen kann. »Ist sehr wenig Bluthroth in der zu untersuchenden Flüssigkeit, so muss die durchstrahlte Schicht von bedeutender Dicke, ist sehr viel davon, denn muss sie sehr dünn sein«. Preyer untersuchte Haemoglobinlösungen von 0,01 pc. bis 0,8 pc. Gehalt; dort war nur ein Absorptionsband, und dieses auch nur sehr schwach; hier waren beide Absorptionsstreifen vereinigt. Bei 0,04 pc. wurden die Bänder sichtbar, bei weiterer Concentration bis 0,37 pc. wurden sie immer intensiver, breiter und markirter. Um verschiedene Flüssigkeits-, namentlich Schichten verdünnten Blutes zwischen dem Lichtquell und dem Spectroskop darzustellen, habe ich, für die Praxis der gerichtsärztlichen Untersuchung, insofern diese leichte Zugänglichkeit, Billigkeit und Bequemlichkeit fordert eine Vorrichtung ausgedacht und construirt, die mir ganz zweckmässig zu sein scheint: ein kleiner, aus härterem Holz geschnitzter, ca. $1^1/_2$—2 Zoll breiter, $1^1/_2$ Zoll hoher Rahmen, ähnlich einem Doppelfenster construirt, doch oben offen, dann zwei mit heissem Guttapercha- oder mit Glaserkitt luftdicht eingelegte dünne Glasplättchen bilden den Flüssigkeitsraum. Mittelst eines Ansatzes oder einer stielartigen Verlängerung nach unten wird das Rahmchen in einem korkgefütterten Statif (Retortenhalter) fest eingeklemmt, höher und niedriger, wie es für die Beobachtung am bequemsten ist. Die Glasplättchen stehen 2—3 Linien von einander ab, können aber durch Einsetzen entsprechender Glasscheibchen verengert werden. Man giesst zunächst eine etwas concentrirte Schicht ein, und mittelst der zweiröhrigen Spritzflasche kann man sodann durch Einspritzung von destillirtem Wasser an der einen Seite, während an der anderen concentrirtes Liquidum abfliesst, nach Belieben verdünnen. Man kann so in kurzer Zeit ganz bequem eine grosse Zahl von bezüglichen spectroskopischen Beobachtungen machen. Selbstverständlich ist es, dass man von dem Blut, wegen etwaiger anderer Proben Nichts verloren gehen lasse. In Vergleich mit dem Sonnen-Licht bildet das der Oel- oder Petroleumlampe, sowie das des Gasbrenners gleichfalls ein continuirliches Spectrum, nur sind hier Blau und besonders Violet sehr lichtschwach, und die Frauenhoferschen Linien fehlen. Gleichwohl ist das directe Gas- oder Petroleumlicht, besonders bei Anwendung des Hoffmannschen Spectroskops ganz bequem und genügend für diese optische Blutprobe. »Die geringste Menge Blut, welche in wässriger Lösung noch durch das Spectrum ohne Mikroskop in 1 cm. dichter Schicht erkannt werden kann, ist 0,022 pc.etwa 1 cm. Blut in 4500 cm. Wasser. Eine solche Lösung ist noch gelblich gefärbt, und zeigt den einen Absorptionsstreifen noch in 1 cm. dichter Schicht«. Preyer empfiehlt für sehr kleine Mengen von Blutroth das Mikrospectroskop, und bemerkt, dass alle anderen Methoden, das Blut nachzuweisen an Empfindlichkeit zurückstehen. Bei sehr grossen Verdünnungen und bei Zuständen der erlöschenden Spectraleigenschaft kann das Magnesium-Licht durch Verbrennung eines Magnesiumbändchens vortheilhaft sein.

4. Krystallprobe.

§ 10. Preyer erzeigt mir in seiner oben angeführten Schrift die Ehre, dass ich zuerst Blutkrystalle gesehen habe, indem er bemerkt: »es ist schwer zu ermitteln, wer zuerst Blutkrystalle gesehen hat. Die älteste Angabe finde ich in dem preisgekrönten Buche: »der Chemismus in der thierischen Organisation«, von Hünefeld, Leipzig, 1840. Da ich nun aber diese Beobachtung vernachlässigte und nicht weiter verfolgte, so unterschreibe ich gern die weiteren Worte Preyer's; »Der Entdecker der Blutkrystalle ist Bogislaus Reichert, welcher 1847 auf der Oberfläche des Mutterkuchens eines fast ausgetragenen Meerschweinchens und auf der an die Placenta angrenzenden Schleimhaut der Gebärmutter des Mutterthiers rothe Krystalle beobachtete« u. s. w. Die Krystallprobe beruht auf der seit dieser Zeit entdeckten Fähigkeit des Blutrothes, unter alterirenden Umständen, wie durch den Einfluss stärkerer Temperaturdifferenzen, der Säuren, des Weingeistes, des Sauerstoffs, der Kohlensäure, der Gasentziehung u. a. m. in seine organischen Bestandtheile. Albumin (Globulin) und Blutpigment zu zerfallen, und des letzteren, in characteristischer Weise zu krystallisiren. Es liegt zweifelsohne in der Darstellung der Blutkrystalle der zuverlässigste Beweis für das Vorhandensein von Blut im Allgemeinen, aber auch hier nicht schon im Einzelnen, denn die Blutkrystallgestalten des Menschenbluts und der verschiedenen Thierblute sind nach mehrfachen Untersuchungen nicht verschieden genug, um auch in den Blutproben vor Gericht einen entschieden distinctiven Character darbieten zu können. Bei allem Werthe, den die Krystallprobe hat, ist er doch auch mehrfach übertrieben worden. Zunächst muss hervorgehoben werden, dass sie doch nicht Jedem und nicht so leicht gelingt, wie man wohl meint, wie diejenigen es ausprechen, welche sich eine Zeit lang mit diesem Gegenstande beschäftigt haben und mit den günstigen Umständen vertraut genug geworden sind. Dem Geständniss mehrerer gerichtlich fungirender und anderer Aerzte, dass sie die Blutkrystalle nach dieser und jener von ihnen befolgten Vorschrift nicht erhalten konnten, entspricht auch die Vielheit von Darstellungsmethoden dazu; und in der That, da ich diese eigenen mehrfachen Prüfungen unterwarf, sah ich es nicht selten, dass sie misslangen. Man muss schon die Krystallprobe oft geübt und ganz in der Hand haben, wenn man die Lobeserhebungen von Brücke, Simon, Büchner, Wessel u A. über dieselbe unbedingt unterschreiben soll. Wessel, welcher sie zwischen 40° und 80° angestellt haben will, bemerkt »die Entstehung der Blutkrystalle ist so sicher, dass sie, trotz aller Verdächtigung von vielen Seiten, das sicherste Mittel zur Unterscheidung der Blutflüssigkeit darbietet, um so mehr, als grade die kleinsten Mengen sich am besten erkennen lassen. Man stellt nach Teichmann die Krystallprobe in der Weise an, dass man den (fraglichen) Blutfleck mit Wasser auszieht, den röthlichen Auszug mit einigen Krümelchen Kochsalz versetzt, darauf auf einem Uhrglase eintrocknet und zunächst microscopisch betrachtet, ob der Rückstand unvermengt sei, ihn dann mit Eisessig übergiesst, bei 100° trocknet, und nun durch Zusatz eines oder einiger Tropfen Wassers die Ausscheidung von Blutkrystallen bewirkt, die man schliesslich unter dem Mikroskop bei 4—500facher Vergrösserung betrachtet. Brücke lässt die mit Kochsalz versetzte Probe unter der Luftpumpe neben concentrirter Schwefelsäure verdunsten. Jedenfalls ist die Luftentziehung eine Begünstigung des Gelingens der Krystallisation; man ist dieser Schwierigkeit gleichwohl überhoben, wenn man der Verdunstung auf Uhrgläschen im Exsiccator oder unter einer, auf einer befetteten Glas- oder auf einer Cautschukplatte stehenden Glasglocke über trocknem salzsauren Kalk oder trockner Pottasche verrauchen lässt, die man zuvor mit kohlensaurem Gase erfüllt hat, was unschwer mittelst eines doppelt durchbrochenen Korks, einer zuleitenden und einer ableitenden Glasröhre geschehen kann. Die Uhrgläser sind zur Bildung und Ausscheidung der Krystalle entschieden günstiger, als die Glasplatten. Blondlot verfährt im Wesentlichen wie Teichmann, doch zieht er das Blut mit Ammoniak und Weingeist aus, wenigstens dann, wenn es mit fremden Substanzen verunreinigt sein sollte; auch hält er die Temperatur unter 60°. Gunning und Geuns haben die Teichmann'sche Probe dadurch zu verbessern gesucht, dass sie das mit Ammoniak gelöste Blut mit essigsaurem Zink fällen, den Niederschlag auswaschen, ihn dann in noch feuchtem breiigen Zustand auf das unter das Mikroskop zu stellende Glasplättchen bringen, auf diesem trocknen, hierauf mit Essig und etwas Salz verrühren, dann verdunsten lassen, um nun durch Zusatz von etwas Wasser die Krystalle auszuscheiden. Struve empfiehlt die Teichmann'sche Probe so anzustellen, dass man das mit Ammoniak gelöste Blut mit Essigsäure und Gerbsäure fällt, den Niederschlag auswäscht und trocknet, hierauf mit Essigsäure und etwas Salmiak kocht, und nun zur Krystallisation bringt. Berg, welcher die Vorschriften der eben Genannten empfiehlt, insbesondre die Fällung und Concentration des Bluts mittelst Zinkacetat und Gerbsäure, wenn eine sehr geringe Menge Blut in viel anderer Flüssigkeit wie Harn, Wasser u. a. verfolgt und bis zur Krystallprobe gebracht werden sollte, in Wasser z. B. wenn blutige Hände darin abgewaschen worden wären, lässt den Niederschlag unter Zusatz von concentrirter Essigsäure und etwas Kochsalz auf dem Objectivglas des Mikroskops verreiben, dann, ohne Anwendung von Wärme, vertrocknen, und die Essigsäure vollständig verdunsten, um so möglichst deutlich erkennbare und grössere Krystalle zu erhalten. Die oben bezeichnete französ. Commission giebt folgende meiner Meinung nach absonderliche Vorschrift: man soll ein Minimum eingetrockneten Bluts auf ein Glasplättchen bringen, hier mit einem Tropfen Wasser eine Auflösung bewirken, dann ein Körnchen Kochsalz hinzufügen, die Probe mit einem Glasplättchen bedecken, durch die Fugen der Plättchen concentrirte Essigsäure hinzutreten lassen, nun die Probe über der Weingeistlampe bis zum Kochen erhitzen, diese Procedur der Säuerung und Erhitzung so lange wiederholen, bis man unter dem Mikroskop das Entstandensein von Blutkrystallen erblickt. Ich habe bei vielmaliger Wiederholung dieses Verfahrens mit Schwein- und Menschenblut nur selten Blutkrystalle erhalten. Die verschiedenen Thierblute zeigen, beiläufig bemerkt, darin einen merkwürdigen Unterschied, dass aus einigen nur schwierig, aus andern leicht Blutkrystalle erhalten werden können; zu letzteren gehört das Hundsblut, von welchem W. Preyer bemerkt: »ich habe mitunter beobachtet, dass auch frisches defibrinirtes Hundbluts durch blossen Wasserzusatz bei allmäligem Verdunsten die schönsten Krystalle liefert«. C. Bojanowski bringt einen Tropfen Blut auf das Objectglas und lässt ihn einige Minuten der Luft ausgesetzt stehen, sodann setzt er einen Tropfen Wasser zu, haucht das Präparat einige Male an, bedeckt es mit einem Deckglas, und lässt es langsam verdunsten. Er fand, dass ein geringer Zusatz von Alkohol oder Aether bisweilen unerlässlich sei. Um in kürzester Zeit, bemerkt Preyer, aus jedem beliebigen frischen Blut Haemoglobinkrystalle zur mikroskopischen Untersuchung darzustellen, ist folgendes Verfahren das empfehlenswertheste. Einige Cubikcentimeter des fibrinfreien Bluts werden mit soviel Wasser versetzt, dass das Gemisch eine klare Lösung giebt. Oft liefert dann ein Tropfen des Gemisches mit einem Deckglas bedeckt beim Verdunsten in der Kälte Krystalle. Ist es nicht der Fall, dann setze man etwa $^1/_4$ des Volums der Lösung Alkohol zu, bringe das Gemisch in einem Platin- oder Silberschälchen in eine Kältemischung. Man wird dann stets Krystalle erhalten. Die allermeisten Blutarten krystallisiren übrigens schon durch blosses Gefrierenlassen, auch Rindsblut.«

Gleichwohl habe ich, wie bereits oben bemerkt, manche Aerzte getroffen, die sich vergebens bemüht haben, Blutkrystalle aus eingetrocknetem Blut zu erhalten, mochten sie auch nach den gepriesensten Methoden verfahren. Nicht selten glaube ich, lag der Grund des Misslingens an der Benutzung einer zu schwachen Essigsäure; das Acidum aceticum, der Eisessig, der verschiedenen Officinen hat nicht immer die erforderliche Concentration, ferner darf man nicht zu wenig von diesem die Krystallisation hervorrufenden Mittel anwenden, weil sonst nur ein Aufquellen zu einem schmierigen braunen Magma entsteht, und doch eine wirkliche Lösung erfordert wird, ferner ist eine langsame Verdunstung der überschüssigen Essigsäure in einem bedeckten Gefäss, am besten im Exsiccator, welcher mindestens im Sommer recht kalt stehe, nothwendig. Ich habe gefunden, dass statt der Essigsäure auch Ameisensäure genommen werden kann, dass sie aber wenig vortheilhaft wirkt. Nun giebt es aber auch und bekanntermassen verschiedene Umstände, welche die Entstehung von Blutkrystallen nicht aufkommen lassen. Hat ein vertrocknetes Blut an einem trocknen Ort und wohl aufbewahrt gelegen, so mag es vielleicht noch nach 100 Jahren Blutkrystalle liefern. Wessel bemerkt von Scriba in Darmstadt, dass er aus einem über 40 Jahre alten Blut (von dem bei Darmstadt hingerichteten Sand) Blutkrystalle dargestellt habe. Ist das Blut aber nicht gut verwahrt, so kann es schon in kurzer Zeit zu alt für die Krystallprobe sein. Ferner verliert fauliges Blut die Krystallfähigkeit, wie Blondlot, Wessel u. A. beobachtet haben. Blondlot bemerkt, dass die Einwirkung von Säuren, Essigsäure (und Ameisensäure Hf.) ausgenommen, Gerbstoff- und alkalische Substanzen, Farbstoffe, Alkohol u. v. a. ungünstig und hinderlich wirken, dass Blut auf Eisen allmälig mit dem Rosten, auf Geweben mit dem Eintrocknen die Eigenschaft verliert. Wessel sagt sehr richtig, dass sich aus einem hinsichtlich der Krystallprobe missglückten Versuch keine Blutkrystalle mehr bilden.

Das Murexid, die rothe Substanz, welche aus der Behandlung der Harnsäure und harnsauren Salze mit Salpetersäure bei heisser Verdunstung entsteht, krystallisirt in ähnlichen Formen wie das essigsaure Haemin; aber die Krystalle des Murexids sind ziegelroth, und geben, in Kaliflüssigkeit aufgelöst, eine blaue Färbung; auch der Indigo bildet, mit Essigsäure verbunden, nach Virchow ähnliche Krystalle; sie sind aber blau, und selbstverständlich werden Fälle der Verwechslung der Blutkrystalle mit diesen Substanzen wohl niemals vorkommen können.

§ 11. So ist es den obigen Bemerkungen gegenüber noch immer eine Aufgabe der forensischen Praxis, die Darstellung der mikroskopischen Blutkrystalle bei sehr geringen Mengen zu vervollkommnen, und eine Methode aufzufinden, die möglichst leicht und unter allen Umständen gelingen kann. Ich habe für diese Aufgabe viele Versuche angestellt, insbesondere habe ich die evaporirten Blutauszüge mittelst einfachen und doppeltkohlensauren Natrons, mittelst ammoniakhaltigen Alkohols, ein anderes Mal mittelst Essigsäure, Alkohol und Chloroform, ein drittes Mal mittelst Essigsäure und Alkohol in verschiedener Weise mit kochsalzhaltiger Essigsäure kalt und heiss zusammenwirken lassen, die Resultate waren nicht genügend, so dass ich mit doppeltem Grunde der Struve-Teichmann'schen Probe den Vorzug geben musste. Da ich nun auch die Krystallprobe von der Bedenklichkeit, dass das Acidum aceticum der Apotheken zuweilen nicht concentrirt genug sein könnte, unabhängig machen wollte, so versuchte ich die Zusammenwirkung von essigsaurem Natron und saurem schwefelsauren Kali. Ich zog das Blutroth in heisser Behandlung mit einem Gemisch aus Essigsäure, etwas Alkohol und Chloroform aus, filtrirte die Solution ab (das Nichtaufgelöste ist dann noch für die Ozonprobe vollkommen geeignet), verrieb sie mit einem Gemisch von essigsaurem Natron und saurem schwefelsauren Kali und etwas Kochsalz, filtrirte, setzte noch etwas Essigsäure hinzu, that die Flüssigkeit in ein Praecipitationsglas mit flachem Boden, und liess sie in diesem bis zum anderen Tage an der Luft verdunsten: es waren nun eine Menge sehr deutlicher Blutkrystalle ausgeschieden. Als ich nun diese Procedur mehrmals wiederholte, und dann auf sehr kleine Mengen von Blut anwendete, so fand ich sie doch im letzteren Falle nicht immer zutreffend, durch die Anwendung jener Salze und wegen des Filtrirens unbequem, vielleicht auch, bei flüchtiger Behandlung, durch die etwaige zersetzende Nebenwirkung des Kalibisulphats auf das Blut unsicher. Die Gemische von essigsaurem Natron und Phosphorsäure oder Weinsteinsäure gewährten auch keinen Vortheil. Ich ging nun wieder zur Essigsäure oder zur Teichmann'schen Probe zurück, stellte mir aber durch Abziehen des Acid. aceticum über trocknem Chlorcalcium eine concentrirte Essigsäure, einen wirklichen Eisessig dar. Diese Säure mischte ich nun mit den trocknen Blut-Minimis, die von den mittelst heissen Ammoniakliquors und Alkohols gemachten und verdunsteten Blutauszügen erhalten worden waren, sowie mit den erforderlichen Minimis von Kochsalz, setzte dann bis zur homogenen Verflüssigung die nöthigen Antheile von der conc. Säure hinzu, erhitzte nun bei gelinder Wärme einige Minuten, that dann die Flüssigkeit in ein Praecipitationsglas mit flachem Boden, was die Krystallisation entschieden befördert —, und liess sie an einer stillen Stelle bei Lufttemperatur allmälig verdunsten. Es waren am anderen Tage viele sehr deutliche, hellbraune, verhältnissmässig grosse Blutkrystalle ausgeschieden, die mit der weiteren Verdunstung zunahmen. Diese Methode bewährte sich auch bei den Wiederholungen. Ich sehe es als ein wesentliches Erforderniss an, dass man das Blut durch Alkohol und Ammoniak ausziehe, dass man durchaus Eisessig anwende, dass man nicht koche und der Zusammenwirkung sowie der Krystallisation Zeit lasse. Der Beeilung folgt hier immer ein Misslingen.

§ 12. Hat man die Blutkrystalle nur ein Mal gründlich gesehen, so wird man sie, selbst bei ungewöhnlicheren Formen, immer wieder erkennen. Es sind zuerst ziemlich durchsichtige, späterhin etwas opak werdende mittelharte, 1, 3—1, 4 schwere, braunrothe bis dunkelbraune, seidenglänzende, glitzernde, nicht selten überkreuz liegende spitzwinklige rhombische Täfelchen oder Säulchen, nicht selten gerstenkornförmig erscheinend nach Art der Harnsäure unter dem Mikroskop. In Wasser, Alkohol, Essig-, Salz-, Salpeter- und Phosphorsäure sind sie unlöslich, dagegen werden sie in dem Gemisch aus Chloroform, Aether, Alkohol und etwas Terpentinöl unschwer gelöst. In Harn, Harnstoff-, Zucker-, Milchzuckersolution, in Galle, Serum sollen sich die Blutkrystalle lösen. In starken Laugen, rauchender Salpetersäure, Chlor bestehen sie nicht, sondern werden bald zersetzt. Mit jener Solution in Aether u. s. w. giebt Guajak sogleich eine schön blaue Flüssigkeit. Nach Merk, welcher eine grössere Menge von Blutkrystallen dargestellt hat, bestehen sie aus 85 pc. organischer Substanz, 15 Eisenoxyd und Chloralkalimetall. Nach Hoppe's Analyse ist ihre Mischung (durchschnittlich) 61,00 Kohlenstoff, 5,52 Wasserstoff, 8,22 Stickstoff, 11,59 Sauerstoff, 8,49 Eisen, 5,18 Chlor. Wegen des letzteren Bestandtheils entbindet sich, wenn man die Blutkrystalle mit conc. Schwefelsäure oder Phosphorsäure erhitzt, Salzsäure, und ist der Zusatz von etwas Kochsalz zur Krystallprobe, wenn auch nicht absolut nöthig, doch in der Regel vortheilhaft. Es erscheint der krystallisirbare Blutrothbestandtheil, das s. g. Haemin, als eine sehr complicirte, doch verhältnissmässig auffallend constante chemische Verbindung, als eine schwache wasserhaltige Säure mit der auffallenden Eigenthümlichkeit des Eisengehalts, der sonder Zweifel in wesentlicher Beziehung steht zu der Oxydabilität und Desoxydabilität des Blutroths im Blute und im lebendigen Leibe. Das Eisen scheint hier in complicirter physiologisch-chemischer Verbindung ein ähnlicher Vermittler der organischen Metamorphose durch den Sauerstoff zu sein, wie es in einfacher mineralisch-chemischer Verbindung ein Vermittler der geologischen Metamorphose ist, oder auch eine ähnliche Rolle im Blute zu spielen, wie das Stickstoffoxydgas in dem Process der Bildung der Schwefelsäure aus schwefeliger Säure u. s. w. Wie bemerkt, resultirt die Darstellung der Blutkrystalle im Allgemeinen aus der Modification des lebendigen Haemoglobins oder Blutroths, als einer salzartigen Vereinigung einer mehrfach modificirbaren eisenhaltigen Blutsäure mit einem eigenthümlichen Eiweissstoff, dem Globulin oder Blutzelleneiweissstoff und einer Spaltung dieser Verbindung durch verschiedene alterirende chemische Einflüsse, insbesondre durch Säuren. Auf der unmittelbaren Anwendung des Aethers, für die günstige Umstände noch aufzufinden und experimentell zu bestimmen sind, beruht wahrscheinlich die Darstellung eines unveränderten oder doch möglichst wenig modificirten Blutpigments. Zwei Male ist es mir geglückt, eine ätherische Blutlösung unmittelbar aus dem frischen Cruor zu erhalten, weiterhin nicht wieder. In meiner oben angeführten Preisschrift ist hierüber Folgendes verzeichnet: Schüttelt man ein mit ein wenig Wasser verdünntes Blut mit etwas Aether, fügt allmälig immer mehr Aether hinzu, bis die Flüssigkeit nichts mehr davon aufnimmt, so erhält man nach einigem Stehen und mittelst Filtrirens eine schön rothe Tinctur, welche einen gewissen Weingeist-Zusatz verträgt; ein grösserer bringt die Solution zum Coaguliren. Verdunstet man die rothe Solution allmälig, so erhält man einen schön rothen, glänzenden, leicht rissig werdenden Ueberzug; im Exsiccator eingetrocknet entwickelt sich zuletzt der eigenthümliche Blutgeruch. Eine reinere Blutrothlösung, heisst es dort weiter, erhält man auf folgende Weise: man wäscht den Blutkuchen, nachdem er zerschnitten und etwas zerquetscht worden ist, mit Wasser ab, presst ihn dann durch die Poren eines groben leinenen Tuchs, und schüttelt mit reinem Aether, der sich dann durch den Cruor zu einer schön rothen, etwas dicklichen, aber nicht geronnenen Flüssigkeit vertheilen lässt. Nach längerem Stehen giesst man das Klare ab, und verschliesst es sorgfältig. Die microskopische Beobachtung der ätherischen Blutrothsolution, welche mein sachverständiger Freund Dr. Creplin mit mir anstellte, zeigte eine vollkommen homogene Flüssigkeit. Von Kaliumeisencyanür, Bleizucker, Bleiessig wurde sie nicht getrübt. Die v. Wittich'sche Darstellungsweise des Blutpigments kommt der meinigen am nächsten, aber die Producte sind doch verschieden, da sich das v. Wittich'sche Blutroth auch in Alkohol auflöst. Meine Darstellung einer ätherischen Blutrothsolution mochte auf einer so zu sagen mildesten Spaltung des Haemoglobins beruhen, auf einer Art Deplacement durch Aether, in ähnlicher Weise wie man, nach eigenen Versuchen, die Darstellung von reinen, möglichst unveränderten Blumenpigmenten, insbesondere blauen und rothen ermöglichen kann z. B. der Kornblumen, Levkoyen u. a. Aus den frischen Blumen, werden diese mit Aether übergossen, verdrängt derselbe in schön farbigen Tropfen das Pigment, was sich dann auf dem Boden des Gefässes sammelt, hier also umgekehrt wie dort beim Blut, da der Aether das Pigment intact lässt — Wenn man nun das verdrängte Pigment in etwas Wasser löst, und dann Alkohol reichlich zusetzt, so wird se in reinster Weise, mit seinen unmittelbaren natürlichen Eigenschaften niedergeschlagen, wie man es sonst nicht erhalten kann.

Nach Struve erhält man, wie §. 1 bemerkt, durch Schütteln von verdünntem Blut mit Zinkfeilicht in wenigen Stunden (es können aber auch wohl Tage darüber vergehen) einen auf dem Zinkpulver abgelagerten Blutniederschlag, von welchem eine fast wasserklare Flüssigkeit abfiltrirt werden kann. Struve will gefunden haben, dass hierbei das Wasser superoxydirt und das Albumen des Bluts in eine leimartige Substanz verwandelt werde. In Verfolg dieser Erscheinung fand ich, dass das nur schwach alkalisch reagirende Filtrat nur Spuren von Sulphat und Phosphat enthielt, dagegen reichlich Chlorkalium, Minima von Chlornatrium und eine proteinöse Substanz, die von Salpetersäure und auch von schwefelsaurer Talkerde (und Ammoniak) gefällt wurde. Die letztere Fällung hielt ich zuerst für eine durch Phosphat bewirkte, dem war aber nicht so, sie rührte vielmehr von einem caseinartigen Albumin her, was man wohl für das am wenigsten modificirte Globulin halten dürfte. Es ist nicht unwahrscheinlich, dass durch das Schütteln mit Zinkfeilicht das Globulin von dem Blutpigment am natürlichsten getrennt werde. Ich fand für jetzt keine Zeit, den Gegenstand weiter zu verfolgen. Bekanntlich unterscheidet sich das Casein wesentlich von dem Albumin dadurch, dass es durch Talksulphat und Calciumchlorid aus der Solution in Essigsäure gefällt wird.

5. Chemische Probe.

§ 13. Die chemische Probe ist seit der Zeit der Entdeckung der Krystall-Spectral- und Ozon- oder Guajakprobe sehr in ihrem Werthe gefallen, zumal sie sich auch nicht oder kaum auf Minimalquanta von Blut einlassen kann. Sie ist eine unmittelbare, auf die nächsten Bestandtheile des Bluts: Eiweissstoff, Blutroth, Faserstoff, vorzugsweise auf die zwei ersteren bezogene, und eine mittelbare, unter Zerstörung des organischen Zusammenhangs des Bluts im Feuer oder in Chlor auf die Erkennung des verhältnissmässig reichen Eisen- und Stickstoffgehalts gerichtete. Nach Boussingault sind in 100 Theilen trocknen Fibrins 0,0466 pCt. Eisen, in soviel Albumins 0,0863 pCt., in soviel der Blutzellen 0,3500 pCt., 20 Pfund Blut enthalten 64 gran Eisen. Die Erkennung des Bluts durch Darlegung seiner nächsten Bestandtheile suchte H. Rose 1854 durch genaue Experimente in ihrem Werth zu erhalten und ihre Beweiskraft zu schärfen; er machte die Resultate seiner Arbeit in Caspar's Vierteljahrsschrift für gerichtliche Medicin, Bd. IV. bekannt. Zollikofer prüfte Rose's Angaben und suchte besonders den dem Blut am meisten characteristischen Bestandtheil, das Blutroth, möglichst distinctiv zu machen. Angenommen, das Blut befinde sich zusammen mit Eisenrost, so sammelt man diesen und zieht ihn mit Wasser von 50 ° C. aus. Es muss dann, wenn Blut zugegen war, diese beim Schütteln schäumende Solution Albumin, Blutroth und die löslichen Blutsalze enthalten. Man nimmt ihr zunächst durch einen entsprechenden kleinen Zusatz von Essigsäure die Alkalescenz und erhitzt sie dann bis zum Sieden. Es muss nun ein schmutzig röthliches Gerinnsel niederfallen, was sich in heisser, etwas verdünnter Kalilauge lösen und in dieser Solution einen (dem Blute, besonders dem venösen, kohlensäurehaltigen, eigenthümlichen) Dichroismus darbieten muss, dass sie bei durchgehendem Licht grünlich, bei auffallendem röthlich erscheint. Nur wenige andere Körper zeigen einen ähnlichen Dichroismus: die Lösungen des Chlorchroms, des mangansauren Kali's, der alkalische Aufguss einiger rother Blumen, wie insbesondere der Paeonien. Es müssen sich ferner durch Zusatz von Chlorwasser weisse Flocken von gefälltem, coagulirtem Eiweiss und modificirtem Blutroth an der Oberfläche der Flüssigkeit ausscheiden, Salpetersäure und Galläpfeltinctur ein Coagulum von Eiweissstoff praecipitiren Die mittelbare chemische Probe auf den Eisengehalt des Blutrothes kann man auf nassem und trockenem Wege ausführen. Die mit Wasser oder verdünntem Ammoniakliquor oder mit Natronbicarbonat ausgezogenen Blutflecken versetzt man mit etwas reiner (eisenfreier) Salzsäure und frischem Eau de Javelle (unterchlorigsaurem Kali), es kann auch Salzsäure und chlorsaures Kali genommen, es kann die Probe auch mit stärkerem Chlorwasser ausgeführt werden, lässt nun eine entsprechende Zeit wirken, verdunstet dann die Flüssigkeit in gelinder Wärme bis zur Trockne, löst den Rückstand in Wasser auf und erkennt dann, in gesonderten Prüfungen, mittels Ferrocyankaliums und Rhodankaliums den Eisengehalt des Blutroths. Zollikofer giebt an, dass ein etwa zwei Quadratlinien grosser, zum Theil verwischter, alter Blutfleck, nachdem er durch etwas Wasser abgespült war, durch Chlorwasser u. s. w. die Reaction noch unverkennbar gebe. Wichtig ist vor Allem, bemerkt Zollikofer mit Recht, die Lösung von Blutroth vor den zur Entscheidung anzustellenden Reactionen auf Eisen zu prüfen. Es können durch Nebenumstände die Blutflecken eingetrocknete Eisensalze enthalten, die dann später, nach Behandlung mit Chlorwasser und Rhodankalium die Reaction des Eisens hervorbringen müssen. In solchen Fällen soll man dann, um das Eisen zu fällen, mit verdünnter Kalilauge ausziehen, die man, wie oben bereits angeführt, nach H. Rose's Bemerkung auch anwenden muss, wenn das Blut schon längere Zeit mit Eisenrost in Berührung gewesen, und mit demselben in eine in Wasser unlösliche Verbindung eingegangen sein sollte. Am besten wäre es in solchen Fällen, sagt Zollikofer, von zwei analogen blutverdächtigen Objecten von dem einen einen wässerigen, von dem andern einen alkalischen Auszug zu machen, im ersteren bestimmt man das Eiweiss und das Blutroth, im zweiten, weil hier das Eisen ausgefällt wäre, würde man, nachdem man ihn mit Chlor übersättigt und durch dieses Blutroth, Eiweiss und vielleicht andere organische Substanzen abgeschieden hätte, das vom Blutroth herrührende Eisen bestimmen, vgl. § 6.

In Bezug auf den reichen Stickstoffgehalt haben Löwe und Wiehr eine pyrochemische Cyanbildungsprobe vorgeschlagen, die allerdings auch mit sehr kleinen Blutmengen ausführbar ist. Man zieht die auf Leinen, Holz, Zeugen befindlichen Blutflecken (es kann zweckmässig sein, sie mit einem passenden Instrument auszuschneiden) mit Wasser oder verdünntem Ammoniak aus, setzt etwas reines kohlensaures Kali hinzu, trocknet den Auszug im Wasserbade ein, schmilzt die Masse in einer langen Glasröhre, in der sie, damit nicht Cyankalium in cyansaures Kali übergehe, mit kohlensaurem Kali bedeckt ist, mit Hülfe des Löthrohrs, weicht sie dann in warmem destillirten Wasser auf, setzt etwas Eisenfeilicht oder Schwefeleisen hinzu, erhitzt, filtrirt hierauf, säuert mit Salzsäure das Filtrat, und tröpfelt Eisenchlorid hinzu: die entschiedene Bildung von Berlinerblau giebt dann das erzeugte Ferrocyankalium an, und dieses weist weiter auf das stickstoffreiche Blut. Rostflecke auf Leinen oder auf Eisen, sowie getragenes, von Schweiss durchdrungenes Leinen bilden nach Löwe kein Ferrocyankalium. Statt der Glasröhre soll man auch ein reines eisernes Tiegelchen benutzen. Man kann sich für die in R. st. Probe sehr wohl der eisernen oder messingenen Fingerhüte bedienen; noch besser und prakticabler ist eine Vorrichtung aus einem Stückchen Weissblech, das man wohl überall herstellen kann. Man schneidet ein Crucifix daraus, biegt und klopft die vier Theile oder Lappen zu einem Kästchen dicht aneinander, biegt hierauf den einen längeren Lappen rechtwinkligt nach aussen um, damit das Glühkästchen an diesem längeren Lappen mittelst einer Zange bequem in der Kohlenglut oder in dem Gaslampenfeuer gehalten werden könne. Mittelst dieses einfachen Apparates machte ich mehrere Proben mit Blut, Eiweiss, Faserstoff, Blutroth, Leim, Eiter, Käse u. a. m. Wäre auf einem Säbel, Dolch, Messer u. dgl., die in bezüglicher Weise zur gerichtlichen Untersuchung kämen, vielleicht gespuckt, geschnaubt worden, und dann nach längerem Liegen ein Rostfleck entstanden, so würde die Cyanbildungsprobe — keine genügende Sicherheit geben können. Nun sind mir auch bei dieser pyrochemischen Probe auf Blut, und wo wirklich Blut vorhanden war, Fälle vorgekommen, wo die Probe negativ ausfiel. Sie wird aber immer gelingen, wenn man statt des Eisenfeilichts oder Schwefeleisens ein Eisensalz, namentlich Eisenvitriol, nimmt, und sie in einem Fingerhut (darin mit Sand bedeckt), der in das Oehr eines Eisendrahts geklemmt ist, in der Gaslampe oder in einem mässigen Kohlenfeuer bis zum beginnenden Glühen erhitzt und mit dem Feuer aufhört, sobald die nach verbrannten Federn riechenden röthlichgelben Flämmchen aus dem Sande hervorzubrechen aufgehört haben. Man kann etwa 1 Theil Blut, $^1/_2$ Eisensalz, $^1/_2$ rein. kohlensaures Kali nehmen. Setzt man statt des Eisensalzes Schwefel hinzu, so gewinnt man Rhodankalium, das dann auch den reichen Stickstoffgehalt anzeigt.

Zweiter Abschnitt.

Das Kohlenoxyd-Blut in Bezug auf die Asphyxie durch Kohlendunst und über die Natur des letzteren.

§ 14. Für eine consequente praktische Verfolgung dieses Gegenstandes, zumal er nur theilweise mit dem der Blutproben zusammen gehört, halte ich es für angemessen, zunächst die bisher gewonnene Kenntniss von der Natur des Kohlendunstes, auf die ich seit vielen Jahren mein Augenmerk gerichtet hatte, zu verfolgen. Erst mit der Auffindung eines zuverlässigeren Erkennungs- und Bestimmungsmittels für das Kohlenoxydgas konnte ich endlich die vielen Versuche schliessen, die ich für dieses Object gemacht und seit Decennien in meinem Arbeitsjournal verzeichnet hatte.

Was man in der alten, in der phlogistischen Zeit der Chemie und Medicin als Kohlendunst-Gift bezeichnete, wie z. B. dass es ein „schwefeligt-narcotisches Princip" sei, das zeigte sich in der antiphlogistischen, in der Lavoisier'schen Chemie unhaltbar; mit dieser nahm man bald ziemlich allgemein die fixe, d. h. die an Kalk zu fixirende Luft, den bösen Schwaden, das kohlensaure Gas, dem Einige noch das Kohlenwasserstoffgas hinzufügten, als Intoxicationsursache des Kohlendunstes an, mit dem schon Bachuone und Friedrich Hoffmann, wie wir es in Gmelin's Geschichte der Chemie lesen, verschiedene chemische Versuche anstellten, um das toxicodynamische Princip zu erkennen. Von jener Zeit der Phlogistiker ist doch bemerkenswerth, dass Boerhaave sich auf die eigenthümliche narcotische Wirkung des Kohlendunstes verstand, indem er in seinem Werke: Elementa chemiae 1732, sagt: „fundit inhalationem, quae omne animal cito, sine sensu necat." Zu Ende des vorigen Jahrhunderts entdeckten Lassonne, Priestley und Woodhouse das Kohlenoxydgas von 0,972 spec. Gewicht, als ein unvollkommenes Verbrennungs- oder Oxydationsproduct des Kohlenstoffs, was angezündet bekanntlich mit bläulicher Flamme zu kohlensaurem Gase verbrennt, (eine Erscheinung, die uns täglich die bläuliche Weingeistflamme und das schlackernde blaue Flämmchen der noch nicht mit Asche bedeckten Kohlenglut darbieten), und dabei noch einmal soviel Sauerstoffgas als es enthält, bindet. Lassaigne, Leblanc, Tardieu, Orfila u. A. erprüften an verschiedenen warmblütigen Thieren Hunden, Kaninchen, Tauben seine Irrespirabilität und Giftigkeit. Nach Christison's Angabe in seiner Toxicologie, injicirte Nysten Kohlenoxydgas in die Venen von Hunden, wodurch, wie er bemerkt, dem Arterienblut eine braunrothe Farbe ertheilt und auf kurze Zeit ein der Berauschung ähnlicher Zustand erzeugt werde. Zwei Dubliner junge Männer, nach Christisons Bericht, athmeten das Gas, nachdem sie zuvor tüchtig exspirirt hatten, zwei Male ein sie verfielen in Schwindel, Zittern, beginnende Bewusst- Bewegungs- und Pulslosigkeit, welchen Zuständen dann auf dem Wege zum normalen Befinden Mattigkeit, Schwäche und Kopfweh folgten. Es lag sehr nahe, die Gegenwart des Kohlenoxydgases auch im Kohlendunst zu vermuthen, und Leblanc fand nun bei den Analysen desselben in 100 Maasen: 75,62 Stickstoff- 19,9, Sauerstoff- 4,64, kohlensaures 0,54 Kohlenoxyd- 0,04 Kohlenwasserstoff-Gas. Lassaigne's und Tardieu's Befunde wichen hiervon nicht wesentlich ab, während Orfila's Untersuchung noch einmal so viel kohlensaures Gas neben dem des Kohlenoxyds aufführt. Die toxicologischen Versuche haben die Genannten gelehrt, dass das Kohlenoxydgas noch weniger athmenbar als kohlensaures Gas sei, und schon eine 3 5 Vel.-proc. Kohlenoxydgas enthaltende atmosphärische Luft eine tödtliche Intoxication hervorbringe. Obschon dieser Nachweis des Gehalts des Kohlendunstes an Kohlenoxydgas und die Annahme, dass dieser Bestandtheil jenem die besondere Giftigkeit ertheile, noch nicht verlässlich genug erschienen, insbesondere ein entscheidendes Erkennungs- und Bestimmungsmittel für Kohlenoxydgas auch noch fehlte, so würde doch die neue Lehre intact geblieben und ihrer weiteren Entwicklung entgegengegangen sein, wenn nicht von einigen namhaften Toxicologen und insbesondre von einer berühmten Auctorität abweichende Ansichten aufgestellt worden wären. Die die Kohlendunst-Natur betreffenden

Worte unsres grossen chemischen Meisters Berzelius in seinem Lehrbuch der Chemie lauten also: „Dieser schädliche gasförmige Körper ist weder kohlensaures, noch Kohlenoxyd-Gas, sondern ein brenzlicher Stoff von eigenthümlicher Zusammensetzung.“ Dieser Ausspruch der höchsten praktischen Intelligenz veranlasste mich schon vor geraumer Zeit um so mehr zu einer Reihe von bezüglichen Versuchen, als im Jahre 1829 die Harlemer Gesellschaft der Wissenschaften folgende bezügliche Preisfrage veröffentlicht hatte: „comme l'effet nuisible des charhons eteints sur l'air atmosphérique, lorsqu'on des rallume et pendant qu'ils ne sont pas encore entiérement en braise, est beaucoup plus dangereux, que celui des charhons toute à fait embrasés etc., ou desire, qu'on cherche et determine par des experiencese decisives, qu'elle est la cause de cet effet delétére des charhous eteints“ etc. Poggend. Ann. d. Ph. 17. 29. Meine Arbeiten begannen nun zunächst damit, eigends ausgesuchte reine grob gepulverte Meilerkohlen in einem Falle mittelst einer Solution chemisch reinen Aetzkali's in Wasser, in einem andern desselben in Weingeist, in einem dritten mittelst mit Ammoniakgas gesättigten Weingeists auszuziehen, und diese Auszüge weiter zu untersuchen, ferner dergleichen Kohlen in einem grossen eisenblechenen, luftdicht schliessenden retortenartigen Gefässe, nachdem dieses zuvor wiederholentlich geglüht und dabei von atmosphärischer Luft durchströmt worden war, zu einer beginnenden Glut zu bringen, darüber langsam atm. Luft zu treiben, und mittelst eines Blasebalgs die Exhalationen in einen geeigneten Flaschenapparat, zunächst in destillirtes Wasser, dann in Weingeist, hierauf in verdünnte Kalilauge, weiter in verdünnte Salzsäure, endlich in einen Gasometer langsam einzublasen, langsam, weil beim Gegentheil das gebildete Kohlenoxydgas mit der eingeblasenen atmosphärischen Luft zu Detonationen, wenn auch nur schwachen, gelangen musste, wie es besondere Versuche gezeigt hatten. Aus den mehrere Male wiederholten Arbeiten ergab sich, dass die verschiedenen Flüssigkeiten, insbesondre die alkalischen, in welche der Dunst der Kohle geblasen worden war, eine sehr geringe Menge von flüchtigen Substanzen aufgenommen hatten, welche durch Phosphorsäure mittelst Destillation ausgetrieben und besonders geprüft, allerdings die Eigenschaft einer anscheinend brenzlichen Säure hatte, deren Geruch beim Verdunsten an den eines Gemisches von brenzlicher Essigsäure, salpetriger

Säure und Carbolsäure erinnerte. Verschiedene Personen, welche die durch Erhitzung verdunstete Flüssigkeit aufrochen, bekamen Kopfschmerzen und Benommenheit des Kopfes. Ich hatte auch gefunden (und es werden diese Beobachtung auch wohl schon längst Andere gemacht haben), dass man die Feuer-Arbeiten mit bei entsprechendem Luftzug stark ausgeglühten Meilerkohlen, sowie mit den sogenannten „Bäckerkohlen", auch in kleineren Räumen eine verhältnissmässig geraume Zeit ohne besondere Beschwerde ertragen könne, und auch Nichts von den eigenthümlichen schwach säuerlichen Exhalationen des Dunstes der im Anglühen begriffenen Kohlen rieche, dass ferner solche Kohlen, auf genügend heissen reinen Platten erhitzt, keinen Geruch entwickeln, während die ausgesuchten reinen Meilerkohlen unter solchen Umständen bald einen Kopfschmerzen verursachenden Dunst (ich will ihn „Kohlengeruch" nennen) bewirken, und einen eigenthümlichen brenzlich-säuerlichen, etwas an den der salpetrigen Säure streifenden Geruch verbreiten. Ich konnte nicht sobald hinter die Natur des säuerlichen Dunstes kommen, zumal ich bei wiederholten Versuchen mit verschiedenen Meilerkohlen auch auf solche traf, die fast Nichts von dieser Säuerlichkeit ausgaben, von der übrigens im günstigsten Falle immer nur sehr wenig erhalten werden konnte. An dem sehr geringfügigen Material konnte ich nur erprüfen, dass die brenzlich säuerliche Flüssigkeit vollkommen flüchtig war, keinen Stickstoff enthielt, die Lösungen von Blei-, Silber-, Quecksilbersalzen intact liess, dass dieselbe Säuerlichkeit auch erhalten wurde, wenn eine grössere Menge von grob gepulverten reinen Meilerkohlen mit destillirtem Wasser ausgekocht, das heisse Filtrat eingedunstet und der geringe gelblich gefärbte, bitterlich schmeckende salzartige Rückstand mit Phosphorsäure destillirt wurde. Während dieser meiner ersten Arbeiten war Krieg zwischen Holland und Belgien ausgebrochen, dennoch sandte ich die Resultate derselben in lateinischer Sprache, da die deutsche nicht gestattet war, durch einen Freund ein, zugleich um eine Verlängerung des Bearbeitungstermins bittend. Mein Gesuch blieb ohne Antwort; was dann weiter aus der Frage geworden ist, habe ich nicht erfahren.

§ 15. Lange Zeit sistirte nun meine Kohlendunstarbeit in ihrer Unvollkommenheit. Erst mit dem specielleren Interesse, was ich an den Eigenschaften verschiedener neuerer flüchtiger

Producte der unvollkommenen Verbrennung kohliger Substanzen, des Naphthalins, des Kreosots oder Phenylalkohols, des Cresilalkohols, der Carbol- oder Phenylsäure nahm, erwachte die Lust, die Arbeit fortzusetzen und zu Ende zu führen. Es zeigte sich natürlich bald, dass von diesen brenzlichen Volatilien nur etwa die bei 185° vergasbare, brenzlich-säuerliche Carbolsäure in Betracht kommen könnte, von der auch bekannt ist, oder vielmehr geschrieben steht, dass sie für Thiere und Pflanzen ein heftiges Gift sei. Es war mir einigermassen glaublich, dass in jener, aus den Meilerkohlen enthaltenen Säuerlichkeit Carbolsäure enthalten war. Und so war es in der That, aber nur in den Fällen, dass grössere Massen von Meilerkohlen zur Behandlung kamen. Die Säuerlichkeit, welche in Bezug auf eine bezügliche akademische Preisfrage von dem Stud. Feldmann in meinem Laboratorium in merklicheren Antheilen dargestellt worden war, mit den bezüglichen Reagentien, insbesondere mit denen auf Carbolsäure geprüft, offenbarte sich als ein Gemisch von brenzlicher Essigsäure und Carbolsäure. Ich konnte nur annehmen, dass beide Educte aus den Kohlen waren, welche zu Ende der Meilerverkohlungsarbeit als dampfförmige Producte der trocknen Destillation von den Kohlen absorbirt werden mögen. Da ich den toxicologischen Versuchen mit Carbolsäure etwas misstraute, so ging ich zunächst daran, die Dünste der reinen Carbolsäure in dieser Hinsicht selbst zu prüfen. Ich unterwarf zunächst Fliegen, Spinnen, Frösche diesen Versuchen, und da war ich nicht wenig erstaunt über die Schnelligkeit, mit welcher die ersteren in dem verdünnten Dunst der Carbolsäure (ein Tropfen unter einer einen Quadratfuss Inhalt habenden Glocke) in ähnlicher Weise wie in dem Dampf der Blausäure starben, und aus diesem Tode weder durch frische Luft, noch durch Ammoniakdunst wieder ins Leben zurückgerufen werden konnten. Nicht minder tödtlich war der Dunst für Frösche, doch musste er hier schon concentrirt sein (ca. 20 Tropfen unter jenem Raum) hier trat die tödtliche Intoxication unter vielfachen schwächeren und stärkeren Zuckungen, Lähmung der Extremitäten, Schwellung und Röthung derselben in 10—20 Minuten, bei geringerer Dosis in 30—80 Minuten ein. Berührte der Frosch mit seinen Zehen das mit Carbolsäure benetzte Papier unter der Glocke auch nur leise, so schrie er heftig. Auch hier waren frische Luft, Ammoniak und andere Belebungsmittel vergeblich. Ganz anders fielen die

Versuche mit Hunden und Kaninchen aus, die ich in einem entsprechenden Raum den verdünnten und concentrirten Dunst der Carbolsäure athmen liess; er wirkte auf diese Thiere nicht im Geringsten. Die Hunde zeigten durchaus kein besonderes Missbehagen, und mein Gehülfe, der Stunden lang in dem nach Carbolsäure stark riechenden Arbeitsort beschäftigt war, spürte auch keine Störung seines Befindens. Von der Giftigkeit der Carbolsäure bei directer Application muss natürlich hier abgesehen werden, da das nicht zur Sache gehört.

§ 16. Zur weiteren Verfolgung der Kohlendunst-Frage wurden die Oefen in zweien dazu geeigneten Zimmern zu verschiedenen Malen mit diversen Kohlen und Hölzern, Meilen-, Torf-, Stein-, Bäckerkohlen, Coaks, Buchen-, Eichen- und Fichtenholz geheizt, dann die nur erst einige Male gebrauchten Ofenröhren, wie es gewöhnlich bezeichnet wird, zu frühe geschlossen, um so die Räume mit Kohlendunst zu erfüllen. In diese Zimmer waren vor der Heizung zwei Hunde, drei Kaninchen, Frösche und Fliegen, die sämmtlich vorher gefüttert worden waren, gebracht; letztere hatten ihren Stand auf Tischen, die Hunde waren lose, unangebunden, die Kaninchen liefen frei umher. Dass die Zimmer mit Kohlendunst erfüllt waren, zeigte sich am Geruch und an den Empfindungen, die ich und mein Diener hatten, wenn wir einige Minuten darin verweilten. Es machte sich aber auch die Giftigkeit binnen einer halben Stunde an den Hunden und Kaninchen unter den bekannten Symptomen der Narcose geltend. Die angebundenen Hunde rangen schon, auf dem Boden des Zimmers gelähmt liegend, mit dem Tode, da die Kaninchen noch, wenn auch matt und apathisch, umher krochen; diese hielten sich nämlich instinctmässig bei den feinen Ritzen der untersten Theile der Wand und hatten hier noch Luftwechsel genug, um zu bestehen. Als sie aber der freien Bewegung entzogen und in der Mitte des Zimmers auf einer Erhöhung gefesselt worden waren, erlitten sie auch bald die tödtliche Intoxication. Es wurden nun in diesen mit Kohlendunst erfüllten Räumen mehrere mit destillirtem Wasser gefüllte grosse Flaschen ausgeleert, dann luftdicht verkorkt und zur Analyse gestellt, von der ich weiterhin sprechen werde; es mag hier aber sofort bemerkt werden, dass weder in der Zimmer-, noch in der Flaschenluft auch nur Spuren von Carbolsäure vorhanden waren. Nach diesen Versuchen wurde mein Vertrauen zu der Berzelius'schen Ansicht, meine

Vermuthung einer giftigen Kohlenbrandsäure erschüttert, und da ihre Resultate nach entscheidenden Wiederholungen dieselben blieben, verliess ich sie als nicht zutreffende und wandte mich Jenen zu, welche die Giftigkeit des Kohlendunstes bereits vorzugsweise in seinem Kohlenoxydgasgehalt angenommen hatten. Es traten mir nun in weiteren Betrachtungen die toxicologischen Versuche von Adr. Chenot, von Felix Hoppe, von Lothar Meyer entgegen, abgesehen von denen, welche von verschiedenen Aerzten in Bezug auf die schädliche Wirkung von Kohlengasen auf Hüttenwerken angestellt worden waren. Chenot, welcher die Wirkung des Kohlenoxydgases auch an sich selbst prüfte, glaubte gefunden zu haben, dass er sich im Organismus in kohlensaures Gas verwandle, und meinte, dass wohl dieser chemische Grund der toxicodynamischen Wirkung des Kohlenoxydgases unterliege. Es haben aber Pokrowsky und Nawrocki auf Grund ihrer Versuche diese Ansicht abgewiesen. So sollte ja auch das Schwefelwasserstoffgas im Organismus, im Blut, zu Wasser- und Schwefel werden, das Chloralhydrat zu Kohlensäure, Wasser und Salzsäure, das Phosphorwasserstoffgas zu phosphoriger oder unterphosphoriger Säure, das Kohlenoxydgas nach einer anderen vagen Vermuthung vielleicht zu Klee- oder Ameisensäure umgewandelt werden, oder es sollten auch wohl das Phosphorwasserstoffgas und das Schwefelwasserstoffgas durch eine durch sie bewirkte Desoxygenirung des Haemoglobins oder Blutroths den Tod bewirken. Man muss wohl oft erstaunen, wie der Organismus die chemischen Processe, die er ursprünglich beherrscht, in eigenthümlichster Weise benutzt und dirigirt, um die materiellen Störungen, welche äussere Einflüsse in ihm hervorbringen können und müssen, zu beseitigen und wieder gut zu machen, aber ebenso sehr muss man sich verwundern, wenn noch immer die alte unphysiologische Chemiatrik in der Heilmittellehre und Toxicologie, leider! auch in der Diaetetik fortspukt. Wie wollte man denn die ungemein giftige Wirkung des Phosphors erklären? was meinen denn die Chemiatriker dazu, dass Phosphorsäure und Arseniksäure und ihre Salze, die physikalisch und chemisch so höchst analog sind, organoleptisch doch so verschieden wirken? Der eigenthümlichsten Wirkungen von Minimaldosen so vieler organischer Stoffe, der oft so differenten organoleptischen Wirkungen vieler isomerischer — Verbindungen nicht zu gedenken! Der Intoxication durch

Arsenik- und Spiessglanzwasserstoff folgt eine Bräunung des Bluts, ein Uebertreten des Blutroths in den liquor sanguinis und in die Secrete; eine cutane Blutdurchschwitzung sah ich öfters an mit Bilsenkrautextract vergifteten Fröschen eintreten. Das sind keine chemische, sondern neurodynamisch alterirte Zustände der Organisation, die es dann auch zulässt, dass auch hier je nach den Graden der Lebensenergie und nach der Art der Gewöhnung der verschiedenen Individuen sehr verschiedene Reactionsgrade auftreten. Arbeiten ja auch viele Handwerker in einer mit kohlenoxydhaltigem Beleuchtungsgas gemischten Atmosphäre! Auch beim Kohlenoxydgas kam es mir darauf an, seine giftigen Eigenschaften mit eigenen Augen zu sehen, weshalb ich zunächst Intoxications-Versuche an Fliegen, Fröschen, Kaninchen, Hunden anstellte. Die Fliegen starben in dem Gase durchschnittlich in 2—4 Minuten, doch waren sie nur asphyctisch, denn in eine frische, sonnige Luft gebracht, kamen sie bald wieder zu ihrem vorigen Zustand; selbst nach $1/4$—$1/2$ stündigem Verweilen im Kohlenoxydgas brachte sie die frische Luft wieder ins volle Leben zurück, wenn auch langsamer. In einem Luftgemisch von $1/4$ Vol Kohlenoxydgas und $3/4$ Vol. atm. Luft hielten sich die Fliegen während einer 8stündigen Beobachtung sehr gut. Frösche, welche ich in reines Kohlenoxydgas gebracht hatte, waren nach $1/2$, 1, 2 Stunden verschieden, und konnten durch Belebungsmittel nicht wieder lebendig gemacht werden. Anders war es mit Fröschen, welche in Gemischen von atm. Luft und Kohlenoxydgas in Verhältnissen von 1 : 1, 2 : 1, 3 : 1, 4 : 1, asphyctisch geworden waren, was ohne merkliche Unruhe, Zittern und Krampf geschah; in den zwei ersten Versuchen starben die Thiere in $1/4$ Stunde und konnten nicht gerettet werden, in den anderen trat nur Scheintod ein, und das Ueberströmen von frischer Luft und von verdünntem Ammoniakdunst brachte den Thieren das Leben zurück, so dass sie nach 1—2 Stunden wieder die volle Kraft zeigten. In dem reinen kohlensauren Gase war der Frosch in 5 Minuten anscheinend todt, konnte aber durch die eben angegebenen Mittel wiederbelebt werden, und war nach 2 bis 3 Stunden wieder ganz munter; ein derartiger wiederholter Versuch zeigte dasselbe. In einem Gemisch von gleichen Massen kohlensauren und Kohlenoxydgases wurden die Thiere ziemlich unruhig, in 10 Minuten, nachdem Lähmung der Glieder, aber ohne vorheriges Zittern und Convulsionen, eingetreten war, asphyctisch; in einer zugigen Luft, auf einem befeuchteten Haarsiebe ruhend, kamen sie in $^1/_4$—$^1/_2$ Stunde wieder zu sich, ohne dass eine Lähmung der Glieder fortbestand. Hunde und Kaninchen verhielten sich in dem Gemisch von Kohlenoxydgas und atmosphärischer Luft, wie 1 : 8, ähnlich; die Thiere wurden anscheinend bald asphyctisch, konnten aber durch Bespritzen mit feinzertheiltem Wasser (mittelst der s. g. refraicheurs) durch Vorbeiblasen abwechselnd von frischer Luft und Ammoniakcarbonatdunst vor der Nase mittelst einer zweiröhrigen, spritzflaschenartigen Vorrichtung wieder ins Leben zurückgerufen worden, dagegen die in einem Gemisch von kohlensaurem Gas und von Kohlenoxydgas asphyxirten Kaninchen nicht wieder zu beleben waren. Es wurden nun zwei ältere Kaninchen unter einen grossen, mit Glasfenstern versehenen Kasten gestellt, und in diesen ein Mal $^1/_{10}$, ein anderes Mal $^1/_{20}$ Vol. Kohlenoxydgas im Verhältniss zur atmosph. Luft eingelassen. Die Thiere versanken zunächst auf einige Minuten in eine Art Starrsucht, darauf trat Lähmung der Glieder ein; sie fielen um und lagen auf der Seite wie todt ausgestreckt, ohne alle Zeichen von Krampfzuständen. Das Alles dauerte im Ganzen nur wenige Minuten; durch jene Belebungsmittel kamen die Thiere bald wieder zu sich, obschon die Lähmung der Glieder sie erst nach $^1/_2$—1 Stunde verliess.

§ 17. Nun musste wohl die nächste Aufgabe sein, für die Darlegung und Bestimmung des Kohlenoxydgases geeignetere Mittel ausfindig zu machen, als man sie bisher hatte. Dass das Kohlenoxydgas mit schwachblauer Flamme zu Kohlensäure verbrennt, vom Wasser nur wenig absorbirt und aufgelöst wird, mit Blut geschüttelt dieses höher roth, zinnoberroth färbt, von einer Solution von Kupferchlorür oder Kupferoxydulsulphat in Ammoniakflüssigkeit oder auch in Salzsäure, obschon, langsam und träge absorbirt wird, wie es Leblanc, Stas und Doyére aufgefunden haben, in ähnlicher Weise von Acidum aceticum oder Eisessig, wie Gréhant beobachtet hat, das waren bisher die wesentlichsten chemischen Mittel, um das Kohlenoxydgas zu erkennen und zu bestimmen. Nach Berthelot soll ausser Eisessig und den meisten Kohlenwasserstoffen noch das Benzol das Gas leicht absorbiren. Das kann icht nicht bestätigen: sowohl das gewöhnliche Benzin, wie das mittelst benzoesauren Kupfers dargestellte reine Benzol zeigten sich mir indifferent.

Man musste angelegentlichst die Auffindung eines empfindlicheren und zuverlässigen Reactionsmittels für das Kohlenoxydgas wünschen. R. Böttger hatte vor längerer Zeit angegeben, dass ein mit der Solution des Chlorpalladiums benetzter Fidibus in Kohlenoxydgas getaucht bald grau werde, d. h. sich mit reducirtem Palladium bedecke. Diese Reaction zeigte sich mir auch und so auffallend, dass mir bald der Gedanke kam, dass wohl das Chlorpalladium ein gutes Mittel zur Erkennung und Bestimmung des i. R. st. Gases abgeben dürfte; gleichwohl stellte sich bei mehrfachen Versuchen mit Gemischen aus Kohlenoxydgas und atm. Luft die Wirkung auf das Chlorpalladium nicht immer ein. Es wurde nun aber das Ausbleiben dadurch verursacht, dass das Reagenz nicht frei von überschüssiger Säure war. Die Eindunstung im Wasserbade bis zur vollkommenen Trockenheit und Entfernung der freien Säure ist wesentlich. Die verdünnte Solution eines solchen Palladiumsalzes in destillirtem Wasser (Brunnen- und Regenwasser muss man vermeiden, entschieden das erstere) ist dann ein vortreffliches Prüfungsmittel auf Kohlenoxyd. Wenn man dieses mit etwas Palladiumsolution in einem Glasgefäss zusammenschüttelt, oder auch nur ein Weilchen damit stehen lässt, so stellt sich fast sofort eine Schwärzung der Flüssigkeit, ein schwärzlichgrauer, zum Theil metallisch-glänzender Belag an der Wandung des Glases ein, metallisches Palladium in Pulver und Häutchen- oder Blättchenform schlägt sich nieder, das Chlor ist Salzsäure, das Kohlenoxydgas Kohlensäure geworden. Luftgemische von 90—95 Vol. atm. Luft und 10—½ Vol. Kohlenoxydgases wirkten noch so auffallend auf die verdünnte Chlorpalladiumlösung, dass die Wandung der Flasche einen schwärzlichen, metallischglänzenden Ueberzug gewann. Die Absorption des Gases durch dieses Mittel geschieht ziemlich rasch, wenn sie nicht durch die Bildung eines feinen metallischen Palladiumhäutchens in der Oeffnung des in die Solution getauchten Kohlenoxydgas-Behälters gehindert wird. Mit der entsprechend verdünnten Palladiumlösung konnte ich nun die geringsten Antheile von Kohlenoxydgas in einem Luftgemisch erkennen; auch trat jene Reaction mit einem mit Kohlenoxydgas geschüttelten destillirten Wasser, selbst auch Weingeist, Kupferchlorür und Acidum aceticum ein, nachdem diese etwas von dem Gase absorbirt hatten. Es war nun eine Aufgabe zu prüfen, wie sich das Reagenz zu Beleuchtungsgas; zu ölbildendem Kohlenwasserstoffgas, zu Schwefelwasserstoff-, schwefeligsaurem Gas, zu

Sumpfgas (nachdem dieses durch Schütteln mit Bleiessig gereinigt worden), ferner zu Stickstoff-, Wasserstoff-, Sauerstoff-, Ammoniak-salzsaurem und kohlensaurem Gas verhalte. Zu meiner Genugthuung sah ich, dass nur die drei ersteren Gase eine ähnliche Reaction bewirkten, dass das Beleuchtungsgas sie aber auch nur giebt, insofern es reichlich Kohlenoxydgas enthält, und dass, wenn man dieses durch Chlorpalladium vernichtet und hinweggenommen hat, der andere Theil wirkungslos ist. Indifferent gegen das Kohlenoxydgas zeigten sich Chlorwasser, chlorige Säure, ein Gemisch von chromsaurem Kali und Schwefelsäure, nicht aber die Flüssigkeit von übermangansaurem Kali und Phosphorsäure. Dass das Gas durch Einwirkung einer gesättigten Solution von Chromsäure zu Kohlensäure oxydirt werde, wie E. Ludwig angiebt, habe ich nicht finden können. Zu beachten ist, dass das Gas zuvor durch ein längeres Zusammenschütteln mit Kalkwasser, noch besser mit verdünnter Kalilauge, ein kürzeres reicht nicht aus, von der bei der Bereitung miterzeugten Kohlensäure befreit worden sei. Dünste von Aether, Weingeist, Benzin, Essigsäure wirkten nur schwach reducirend auf das Palladiumsalz; Dünste von Chloroform, Terpentinöl und anderen ätherischen Oelen fand ich indifferent. In Vergleich des Mittels mit der Lösung des Doppelsalzes von Chlorgold und Chlornatrium, von Chlorplatin, Silber- und Quecksilberoxydul-Nitrat fand ich die letzteren zwei fast wirkungslos, während die anderen (sie dürfen keine freie Säure haben) auch bald reducirt werden, doch sind sie praktisch weniger brauchbar und nicht so empfindlich wie Chlorpalladium. Die Goldlösung gab in der Kohlenoxydflasche bald einen feinen bläulich-violetten (durchscheinenden) Ueberzug am Glase, der weiterhin goldglänzend wurde, dann eine Fällung von zarten Goldflitterchen und Goldhäutchen. Die Chlorplatinlösung wurde gleichfalls zu einem schön violetten, metallischen Ueberzug, welcher beim Drücken metallischen Glanz annahm, niedergeschlagen. Dass das Chlorpalladium ein sehr theures Mittel ist, kann nicht geleugnet werden, aber dieses Hinderniss seines Gebrauchs wird dadurch beseitigt, dass man es nach seiner Anwendung sehr bequem wieder gewinnen kann, so dass man bei reinlicher und oeconomischer Arbeit den hohen Preis des Palladiums nicht zu scheuen braucht. Ich bezog im Jahre 1860 zwei Grammes Palladium, löste es zu Chlorpalladium auf, und arbeite mit diesem Vorrathsquantum seit jener Zeit; es sind davon ca. 0,5 Grammes verbraucht worden. Meine Arbeit über den Kohlendunst und die Bestimmung des Kohlengases durch Palladiumsalz zu einem Journal-Artikel bestimmt, lag nun schon seit 1860 zum Druck bereit, immer noch hatte ich daran zu ändern und zu bessern; dass über dem langen Säumen auch ein Anderer auf die Anwendung des Palladiums verfallen könnte, beunruhigte mich um so weniger, da ja schon Böttger die analytisch-brauchbare Reaction des Mittels auf Kohlenoxydgas berührt hatte, und ich Gelegenheit nahm zu verschiedenen medic. Collegen und zu meinen Zuhörern von der bequemen Erkennbarkeit des Kohlenoxyds durch Palladiumsalz zu sprechen. Nun ist aber in der That die in R. st. Anwendung des Mittels schon von einer anderen Seite her zur Sprache und zur Beurtheilung gekommen; denn H. Eulenberg führt es in seiner Schrift von 1865, die Lehre von den schädlichen und giftigen Gasen, auf, und von dieser Stelle aus ist es nun weiter verbreitet worden. Es ist mir mindestens wundersam, dass Eulenberg der Böttger'schen Notiz nicht gedacht hat, dass er nicht angiebt, ob er sich selbst oder einem Andern die Kenntniss der Chlorpalladiumreaction verdankt, und dass er das so vorzügliche und bisher einzige wesentliche Reagenz gegen verschiedene unmotivirte Einwürfe wegen seiner Brauchbarkeit nicht in Schutz nimmt. Da er nun auch sagt, dass Ammoniakgas ähnlich wie Kohlenoxydgas auf das Mittel wirkt, was doch durchaus nicht der Fall ist, vielmehr ist es auch bei längerem Zusammensein indifferent, so muss ich annehmen, dass Eulenberg nicht der Auffinder der Chlorpalladiumreaction und auch kein genauer Kenner der dazu erforderlichen Umstände ist. Das Acetat von Palladium ist gegen Kohlenoxyd noch empfindlicher als Chlorpalladium, aber es ist leicht zersetzbar durch die reducirende Wirkung der Essigsäure und hierdurch fehlerhaft; wohl aber darf man für eine kurze Zeit durch einen Zusatz von ein wenig Acidum aceticum das Chlorpalladium merklich empfindlicher machen Uebrigens muss man sich immer vor der Anwendung des Mittels von der noch bestehenden Empfindlichkeit selbst überzeugt haben, und es in mittler Verdünnung anwenden.

§ 18. Eine fernere Aufgabe in Bezug auf die Analyse bezüglicher Gasgemenge war mir die Prüfung der Absorptionsverhältnisse des Kohlenoxydgases und anderer Gase, die mit jenem in Conflict kommen. Es ist von Mehreren angegeben worden, dass wenn man bei der Darstellung des Kohlenoxydgases aus der heissen bis kochenden Zusammenwirkung von Kleesalz und concentrirter Schwefelsäure die verdünnte Kalilauge des Sperrwassers längere Zeit mit dem Gase in Berührung lasse, das Volumen desselben allmälig abnehme, weil die Lauge Etwas von dem Gase absorbire. So fand es auch Boussingault, und meine Beobachtung lehrte mich dasselbe. Eine Umwandlung in Kohlensäure findet gleichwohl nicht statt. Aber auch das Kalkwasser schluckt etwas Gas ein, und nach H. Davy nimmt das Wasser $^1/_{50}$, nach Dalton $^1/_{27}$, nach Saussure $^1/_{16}$ V. auf; schüttelt man ein solches Wasser mit etwas Chlorpalladiumsolution, so wird es alsbald schwärzlich grau, vgl. §. 17. Bei dieser Gelegenheit bemerkte ich, dass wenn gewöhnliche concentrirte Schwefelsäure zur Bereitung des Gases genommen wird, dieses Minima von Arsenikwasserstoffgas enthalten und dadurch schwach alliös riechen kann. Ich sehe, dass in einem Aufsatz von Stammer über Reductionen durch Kohlenoxydgas auch Arseniate aufgeführt sind; ich fand auch, dass eine reine concentrirte Schwefelsäure, der ein Minimum von arsenigsaurem Kali hinzugesetzt worden, mit Kleesalz bis zum Kochen erhitzt ein schwach alliös riechendes Kohlenoxydgas lieferte. Viel bequemer als Kleesalz oder Kleesäure ist die Anwendung von kleesaurem Ammoniak, auch lässt sich von dem Product in der Retorte, dem schwefelsauren Ammoniak, ein genügender Gebrauch machen.

Die Lösung von kohlensaurem Kali nimmt noch reichlich kohlensaures Gas auf, während das Kohlenoxydgas entschieden unabsorbirt bleibt; ebenso verhält sich das Natroncarbonat. Liquor Ammonii caustici ist gleichfalls indifferent. Die Lösungen von Chlorammonium, Chlorcalcium und anderen Chloriden absorbiren weder kohlensaures nach Kohlenoxyd-Gas. Von der conc. Schwefelsäure heisst es, dass sie das Kohlenwasserstoffgas absorbire; das ist allerdings der Fall, doch geschieht es nur träge und langsam; dagegen wird von Kohlenoxydgas nichts absorbirt. Oel bildendes Gas und Sumpfgas können bekanntlich für den gewöhnlichen Gebrauch — schon durch Wasser geschieden werden, da vom ersteren bei 20° 100 Volumina Wassers 10—15 Vol. absorbiren, von dem andern Gase nur sehr wenig; kaltes Wasser absorbirt aber auch von diesem schon merkliche Antheile. Für die Analyse des Beleuchtungsgases ist dies aber von keinem besonderen Werth, weil die flüchtigen öligten Theile die Wirkung modificiren. Eine filtrirte Eiweisslösung sowie Serum absorbiren auch kein Kohlenoxydgas.

Für meine erneuerten Prüfungen der Beschaffenheit des Kohlendunstes war mir die Schrift von Th Poleck: »Die chemische Natur der Minengase und ihre Beziehung zur Minenkrankheit, Berlin, 1867, von besonderem Werth, da diese Gase ja in mehrfacher Beziehung dem Kohlendunst verwandt sind. Der Herr Verfasser, Prof. der Chemie in Breslau, verehrte mir freundlichst diese Schrift, im September v. J., da ich an der Versammlung der Naturforscher und Aerzte in Breslau Theil nahm und dort auch, nach meinen Vorträgen über Blutproben und Kohlendunst zur Abfassung dieses Schriftchens veranlasst wurde. Von dem Vorhandensein und dem Wieviel des Kohlenoxydgases im Minengase durch Sprengungen mit Schiesspulver und Schiessbaumwolle wollte ich mich nun mittelst der Anwendung des Chlorpalladiums selbst überzeugen. Bei dem Gebrauch des Schiesspulvers sollte das Minengas pr. pr. 0,4—5 proc., bei dem der Schiessbaumwolle ca. 28 proc. Vol. enthalten. Wie sollte ich im Kleinen und auf die bequemste Weise meinen Wunsch ausführen? es ging sehr gut in folgender Art: ich schoss in eine, noch etwas feuchte, etwa zu einem Drittel mit atm. Luft gefüllte und an einem passenden Statif befestigte Blase mittelst eines Terzerols ein Mal mit Schiessbaumwolle, ein anderes Mal mit Schiesspulver hinein; letzteres war schwieriger, da die Blase leicht platzte. Nach den Schüssen wurde schnell eine verdünnte mit Essig gesäuerte Chlorpalladiumsolution hineingegossen, die nach einigem Schütteln mit der Luft in der Blase alsbald das producirte Kohlenoxydgas zu einer schwärzlich gefärbten Flüssigkeit aufnahm, und die nun weiter untersucht werden konnte; natürlich konnte das nicht genau quantitativ geschehen.

Bevor ich nun direct auf die Natur des Kohlendunstes, auf die beliebt gewordene Identification desselben mit Kohlenoxydgas eingehe, muss ich zuvor anführen, dass H. Eulenberg und Vohl aussagen, dass Holzkohlen schon etwas Kohlenoxydgas in ihren Poren enthalten, was beim Erhitzen und durch andre Ursachen entweichen könne. Die von mir hierauf geprüften verschiedenen Holzkohlen zeigten das nicht. Es ist wesentlich, dass man bei diesen Versuchen mit reinem destillirten Wasser arbeite denn bei Anwendung von Brunnen- und Regenwasser können nicht selten die organischen Theile desselben auf die Palladiumlösung, wenigstens bei längerem Contact, reducirend wirken. Auch muss man dessen versichert sein, dass die Austreibung der Gase aus den (mit etwas dest. Wasser besprengten) Kohlen nicht über freiem Feuer, sondern aus dem in heissem Sande oder besser heisser Asche liegenden Gefäss geschehe; bei jenem könnten leicht die den Boden des Gefässes unmittelbar berührenden Kohlen zu erglühen beginnen, wobei denn auch Kohlenoxydgas aufkommen wird. Beiläufig bemerkt, enthalten nach E. v. Meyer (englische) Steinkohlen merkbare Mengen von Grubengas, Stickstoff- und Sauerstoffgas in sehr variablen Verhältnissen, aber kein Kohlenoxydgas absorbirt. Hinsichtlich des überwiegenden Stickstoffgehalts gegen Sauerstoff bemerkt v. Meyer, bleibt es fraglich, ob der Stickstoff theilweise bei der Bildung der Kohlen eingeschlossen werde oder der später hineingetretenen Luft angehöre, deren Sauerstoff nun zum grösseren Theile von der Kohle zur Oxydation verwendet sei.

Ich trete der Ansicht G. Bischofs bei, dass das Kohlenoxydgas wohl immer ein pyrochemisches Product sei. Tordeux führt es als einen Bestandtheil der Luft des Artesischen Brunnens von Cambrai auf: 298 Ccm. enthielten nach ihm 210 kohlensaures, 5,3 Sauerstoff-, 27,5 Kohlenoxyd- 55,2 Stickstoffgas. Maumené will das Kohlenoxydgas in den Wässern von St. Brice gefunden haben; zufolge der Zersetzung organischer Stoffe soll es sich auch oft im Ueberfluss aus stagnirenden Gewässern entbinden. Die Anwendung des Chlorpalladiums würde über diese Angaben entscheiden können. Nach Hosford soll ein Gemisch von Natronphosphat und Eisenvitriol in einer mit kohlensaurem Gase gefüllten Röhre bei Gegenwart von etwas Wasser die Kohlensäure sowohl im Licht wie im Dunkeln zu Kohlenoxydgas reduciren; ich konnte das in wiederholten Versuchen nicht so finden.

§. 19. Der praktische Arzt Dr. Wolff im Waldenburgischen in Schlesien hatte 1857 dem Professor F. Hoppe, damals in Berlin, dann in Tübingen, jetzt in Strassburg, mitgetheilt, wie er bei mehreren Sectionen von in Kohlenexhalationen der Hüttenwerke verunglückten Arbeitern und bei den mit Kohlenoxydgas getödteten Kaninchen hellrothes Blut im Herzen gefunden habe. Hoppe prüfte die Angabe an defibrinirtem Ochsenblut, und bestätigte die Beobachtung, zugleich bemerkend, dass die Röthung unter dem Einfluss der atmosphärischen Luft, der Kohlensäure, des Kohlenwasserstoffgases, der Fäulniss des Bluts, der Luftverdünnung constant bleibe, und dass das kohlenoxydhaltige Blut im Wasserbade ein ziegelrothes Coagulum gebe. Unter den von Hoppe in dieser Beziehung untersuchten Gasen und Vergasungen: Cyan-, Wasserstoff-, Schwefelwasserstoff-, Vinyl- oder ölbild. Kohlenwasserstoff-, Stickstoff-, Cyanwasserstoff-, Chloroform-, Aether- und Kohlenoxydgas, bewirkte nur letztes die auffallende Röthung. Claude Bernard in Paris bestätigte Wolff's und Hoppe's Angaben von dieser Erscheinung, sowie dass das Kohlenoxydgas dabei die Formen der Blutzellen intact lasse, das Blut schneller gerinnen mache, die Blutgase austreibe und eine Aufnahme von Lebensluft verhindere. Weiterhin hatte Hoppe Gelegenheit an fünf in Kohlendunst erstickten Individuen, von denen eines gerettet wurde und Aderlassblut hergeben konnte (während aus den vier Anderen nach der Obduction der Leichen das Blut aus dem Herzen und den grossen Gefässen genommen wurde) weitere, wie mir es scheint, nur flüchtige Untersuchungen anzustellen. Hier müssen wir nun unterscheiden zwischen einem durch wiederholentliches Schütteln mit Kohlenoxydgas gesättigten Blut und einem andern, was nur auf kurze Zeit von dem Gase berührt worden war. Es ist in der That auffallend genug, dass jenes alsbald eine hoch- beinahe zinnoberrothe Farbe annimmt, und in dieser Farbe sich auch das Blut absetzt, dass es mit 1—2 Vol. Natronlauge von 1,3 spec. Gewicht, wie sie das officinelle Natrum hydricum solutum darbietet, versetzt, eine zwar auch dickliche, aber doch mehr klare Flüssigkeit von hell- oder dunkelzinnoberrother Farbe, während das normale, oder das nicht kohlenoxydhaltige Blut eine schwärzlichbraune schleimige oder schmierige gallertartige Masse darstellt, dass ferner die mit Chlorbaryum, Chlorcalcium, Chlorquecksilber bewirkten Niederschläge auffallend zinnoberroth sind, weiter, dass das mit Weingeist erzeugte Coagulum roth ist und auch beim Eintrocknen roth bleibt, dass das Blut auf Porcellan, Glas u. dgl. (nicht auf Leinen, Holz, Papier) zinnoberroth oder doch höher roth eintrocknet, und dass selbst das mit Hydrothionammoniak versetzte Kohlenoxydblut schön hellroth erscheint, während das normale dadurch schmutzigbräunlich grün wird. In dem Verfahren von Gamgee der Betäubung und Tödtung der Schlachtthiere durch

Kohlenoxydgas und schwefligsaures Gas, um das Fleisch zu conserviren und schön roth zu erhalten, ist unzweifelhaft das Kohlenoxyd die Erhalterin der Farbe. Von dem Blut der Geretteten sagte Hoppe, dass es jene Reaction des Kohlenoxydbluts gegeben habe, während das der Secirten noch keine Sättigung mit Kohlenoxydgas eingegangen sei, da es doch durch Sauerstoffgas noch hellroth wurde, und die Natronverbindung keine so helle Farbe angenommen hatte. Hoppe meint, dass auch in solchen Fällen, wo Genesung eingetreten sei, die Einwirkung von Kohlenoxydgas nachweisbar sein werde, und schliesst mit der Frage, ob im Kohlendunst noch andere Gase zur Tödtung beitragen, und ob eine unvollkommene Sättigung mit Kohlenoxydgas das Blut insufficient mache. Wenn Hoppe meint, dass unter den geprüften Gasen und Vergasungen nur das Kohlenoxyd die besagte Hellröthung des Bluts bewirke, so muss er die Einwirkung des Blausäuredunstes, des Kohlenwasserstoff- und des Beleuchtungsgases nicht genügend beobachtet haben, denn auch diese ertheilen dem Blut ein helleres, höheres Roth, wenn sie in hinreichender Menge und Zeit damit geschüttelt worden. Aber man muss zugeben, dass die Röthung durch Kohlenoxydgas die auffallendste und constanteste ist, so lange das Blut nicht aufgelöst und durchsichtig geworden ist, wie bei höheren Graden von Fäulniss, sowie in der Vermischung mit liq. Ammonii caustici. Die Röthung durch Beleuchtungsgas kommt wie bereits oben bemerkt, auf Rechnung des Kohlenoxydgehalts, denn, nimmt man dieses durch Chlorpalladium hinweg, so röthet das Beleuchtungsgas nicht mehr. Nach Lud. Hermann färbt auch das Salpetergas das Blut, wenn dieses nur erst mittelst Wasserstoffgas oxygenfrei gemacht worden ist, hell carmoisinroth. Ausserdem giebt es nicht wenige Salze, welche des Blutes Röthe merklich erhöhen; ganz besonders gilt dies (für die ersten Stunden) vom salpetersauren Ammoniak, chlorsauren Kali, Jodkalium, Bromkalium u. e. a., letztere beide verdicken aber das Blut nach längerem Stehen zu einem braunen Magma; es ist auch ein auffallender Unterschied in der Wirkung grösserer und kleinerer Mengen dieser Salze. Im Jahre 1858 führte Lothar Meyer die Untersuchungen der Einwirkung des Kohlenoxydgases auf das Blut weiter fort; er verfolgte in seinen Versuchen die Fragen, ob das kohlenoxydhaltige Blut das Sauerstoffgas nicht mehr aufnehme, das Kohlenoxydgas das Sauerstoffgas austreibe, deplacire, ob es zugleich mit diesem zurückgehalten werde, wieviel das Blut an Kohlenoxydgas in sich nehme, wie dies nach Veränderung des Drucks variire, ob es nur nach dem bekannten physikalischen Absorptionsgesetz absorbirt werde, oder ob es, wie auch wohl das Sauerstoffgas, in chemischer Weise, wenn auch in schwacher Affinität, zurückgehalten werde. Das Resultat seiner Versuche publicirte L. Meyer in einer Inauguralschrift: de sanguine oxydo carbonico infecto, diss. Vratisl. 1858. Zur Austreibung des Gases aus dem Blut durch Kochen und Luftpumpe und zur weiteren pneumatischen Bestimmung bediente sich Meyer eines sinnreichen Apparats mit Manometereinrichtung. Es diente zu den Versuchen Ochsenblut, welches durch Schütteln mit Quecksilber defibrinirt worden war, von welchem Blut er einem Theil Sauerstoffgas, einem anderen Kohlenoxydgas imprägnirte; er that dann eine bestimmte Menge Kohlenoxydgas zu dem Sauerstoff-Blut, und beobachtete, wieviel von der gemischten Luft aufgenommen werde; das Residuum wurde nun nach bezüglichen Vorschriften der chemischen Analyse geprüft, um zu erfahren, wieviel Kohlenoxydgas und wieviel Sauerstoffgas aus dem Gemisch aufgenommen worden. Lothar Meyer entwickelte aus seinen Versuchen, dass gleich dem Sauerstoffgas auch das Kohlenoxydgas mit chemischer Affinität angezogen und zurückgehalten werde, eine Ansicht, für welche das obige Verhalten des Kohlenoxydbluts zu verschiedenen Chemicalien spricht, welche auch Hoppe, Preyer, Grèhant u. A. theilen, ferner dass diese Gase in ziemlich gleicher Menge absorbirt werden, dass, sobald das Kohlenoxydgas das Blut in der Lunge erreicht habe, das Sauerstoffgas, wenn auch vor dem Tode nicht ganz, ausgetrieben werde, und sich dann jenes Gas an seine Stelle setze. Welchem Blutbestandtheil diese Anziehung von Sauerstoff- und Kohlenoxydgas angehöre, ob dem krystallisirbaren Blutroth, das liess Meyer damals unentschieden.

§. 20. Zur weiteren Prüfung des Gegenstandes hielt ich es für wesentlich, ein noch möglichst lebendiges, in seinem organischen Ensemble möglichst wenig gestörtes Blut anzuwenden. Ich liess zu wiederholten Malen bei einem Metzger frisches Blut, sowie es aus dem eben gestochenen Thiere austrat, in verschiedene, mit Kohlenoxydgas erfüllte Flaschen, bis zur Hälfte des Raumes des Gefässes laufen, verkorkte dieselben an Ort und Stelle sogleich luftdicht, schüttelte Gas und Blut, welches immer alsbald zinnoberroth wurde, oftmals durcheinander bis zum andern Tage. Da ich dann weiterhin das über dem Blute stehende Gasgemenge prüfte, fand ich, dass nur ein geringer Theil von Blutgasen demselben zugehörte, wie ich es erkannte, wenn ich durch Chlorpalladiumsolution das Kohlenoxydgas hinwegnahm, dann die producirte Kohlensäure durch etwas Lauge absorbiren liess, und das restirende Gasgemisch von Sauerstoff- und Stickstoffgas durch Natronpyrogallat bestimmte. Bekanntlich haben gegen die Zweifel Boussingault's und Cloez's Versuche erwiesen, dass das Pyrogallat für Sauerstoffbestimmung vollkommen zuverlässig sei bei Gasmengen, in denen der Sauerstoffgehalt jenen der atmosph. Luft nicht übertreffe. Es bestand das über dem frischen Blut stehende Gasgemenge aus ziemlich gleichen Massen an Kohlensäure-, Kohlenoxyd- und Sauerstoff-Gas. In einem anderen Versuche wurden von zwei gleichen Massflaschen die eine mit frischem warmen Kalbsblut, die andre mit Kohlenoxydgas gefüllt, die Mündungen derselben luftdicht aufeinander befestigt, und nun bei der Temperatur der Blutwärme binnen 12 Stunden ca. 50—60 Male umgewendet, sobald aus der oberen umgekehrten Flasche das Blut in die untere gelaufen war, und dieses das Gas wieder nach oben verdrängt hatte. Endlich wurde das Gas untersucht; es war grösstentheils das zum Versuch genommene Kohlenoxyd, nur ein kleiner Theil war durch Blutgas, (Sauerstoffgas, kohlensaures Gas, Stickstoffgas, jene meist im Verhältniss von 1 : 2) ersetzt. Um das Gas aus dem Blut auszutreiben, hat man verschiedene Methoden. von Magnus, Scheerer, L. Meyer, u. A. Magnus bediente sich eines sinnreichen Evacuirungsapparates; er bemerkt, dass wenn man oft keine Kohlensäure im Blut habe nachweisen können, diess u. A. daher rühre, dass eine blosse höhere Erwärmung nicht dazu hinreichend sei, und dass, wenn man kocht, das Blut coagulire, und das Coagulum das Gas so einschliesse, dass es nicht entweichen kann. Scheerer vermischte das Blut mit Kochsalz, in einem anderen Falle mit Weingeist, und liess dann Wasserstoffgas hindurchströmen, um die Kohlensäure aus dem Blut auszutreiben. In Bezug auf die Austreibung des Kohlenoxydgases aus dem Blut experimentirte ich mit verschiedenen Mitteln, und fand schliesslich im Liquor Ammonii caustici das geeignetste, indem ich ein mit $^1/_3$ Vol. davon und $^2/_3$ Vol. Wasser versetztes Blut in einem Kolben mit hohem weiten Halse bis zum Sieden erhitzen konnte, ohne dass das Blut coagulirte, überstieg, und die Entwicklung von Sauerstoff-, Stickstoff-Kohlenoxyd-Gas verhinderte. Das nun mit dem letzteren Gase längere Zeit in Berührung gewesene und oft geschüttelte Blut gab dabei nur ein geringes Minus von der gewöhnlichen Menge an Blutgasen (das kohlensaure Gas blieb natürlich beim Ammoniak zurück), und nur so wenig Kohlenoxydgas, dass die Chlorpalladiumreaction nur unbedeutend war, von der ich, wie bereits oben bemerkt, erfahren, dass sie auf Ammoniak nicht wirke. Von einer nur geringen Absorption spricht auch Hoppe. Der Versuch wurde mehrere Male mit demselben Resultat wiederholt. Im Widerspruch mit Podalinsky's Angabe, dass Sauerstoff-, Wasserstoff- und kohlensaures Gas das Kohlenoxydgas austreiben, der von Zuntz, dass die Luftpumpe es hervorholt, mit der Beobachtung, dass das Kohlenoxydgas das Blut schon beim längeren Stehen an der Luft und beim Erhitzen wieder verlässt, dasselbe gilt auch von der Absorption in der Kupferchlorürlösung und im Acidum aceticum, ist Grèhant's Angabe, dass es zur Austreibung des Gases aus dem Blut einer Vermischung mit dem doppelten Volumen conc. Schwefelsäure und der Erhitzung bedürfe. Diese Procedur ist aber zum Nachweis von präexistirendem Kohlenoxydgas sehr bedenklich, denn obwohl ein Gemisch von Blut und conc. Schwefelsäure insgemein erst über freiem Feuer oder in höheren Temperaturen neben schwefligsaurem und kohlensaurem Gase auch Kohlenoxydgas producirt, wie man es sicher und bequem durch Chlorpalladium erkennt, so kann auch die Erhitzung bei der Mischung des Bluts mit so viel Schwefelsäure (das Gemisch wird schliesslich flüssig und schön roth) Kohlenoxydgas bilden. Nach meinen Versuchen zu urtheilen, dürfte Grèhant producirtes Kohlenoxydgas mit educirtem verwechselt haben. Uebrigens giebt conc. Phosphorsäure in ähnlichem Verhältniss mit Blut vermischt, weder Erhitzung noch Auflösung, sondern ein braunes, in Wasser unlösliches Magma, beim Erhitzen auch kein Gas. Es war mir in einem Falle gelungen, durch Zusammenschütteln eines kohlenoxydhaltigen Bluts mit einer reichlichen Menge Alkohols in diesen einen merklichen Antheil von jenem übertreten zu lassen, so dass er eine verdünnte Solution von Chlorpalladium reichlich schwärzte; es ergab sich aber auch hierbei, dass das Chlorpalladium den Conflict mit thierischen Theilen, sowie mit Alkali, auch mit Ammoniak für die Reaction auf Kohlenoxydgas nicht verträgt. – Will man unter solchen Umständen den Gehalt des Weingeists an Kohlenoxydgas erkennen, so muss man es erst durch Erhitzen bis zum Kochen austreiben. Für die Prüfungen des Verhaltens des Chlorpalladiums zu Kohlenoxydgas muss dieses zunächst aus den Flaschen, in denen es, zur Befreiung von Kohlensäure, über alkalischem Sperrwasser aufgefangen worden ist, in andere übergefüllt werden.

§. 21. Es wurden nun drei erwachsene Kaninchen in Gemischen von einem Mass Kohlenoxydgas mit fünf Massen atm. Luft in einem grossen Kasten, in welchem sie kurz zuvor gefressen hatten, so getödtet, dass das Gasgemenge ganz allmälig in den Kasten einströmte. Die Thiere starben in 8—10 Minuten unter vorhergehenden Erscheinungen von Starrsucht, stieren Augen, Lähmung der Blase, der Glieder, zunächst der hinteren Extremitäten bis zum Umfallen auf die Seite und convulsivischer Streckung des Körpers. Nach dem Tode wurden sie sofort geöffnet, das hochrothe Blut aus der schlaffen, zusammengefallenen Lunge in ein Glas gestrichen, das Blut aus dem Herzen und den grossen Gefässen, was anscheinend die gewöhnliche Röthe zeigte, in ein anderes gethan, das Blut aus der sehr blutreichen Leber in ein drittes Glas ausgequetscht. Die einzelnen, mit Ammoniakliquor versetzten Blut-Antheile wurden nun in einem geeigneten Gasentwicklungsgefäss im Wasser-, schliesslich im Kochsalzsolution-Bade bis zum beginnenden Kochen erhitzt, und das entbundene Gas aufgefangen. Mit Ausnahme des Bluts der Lunge, welche eine rosen- bis zinnoberrothe Capillarinjection auf ihrer Schleimhaut zeigte und was etwas Kohlenoxydgas entliess, wurden nur die gewöhnlichen Blutgase entbunden (selbstverständlich blieb die Kohlensäure im Ammoniak); dagegen gaben die zerschnittenen Lungen, in gleicher Weise behandelt, merkliche Antheile von Kohlenoxydgas aus, und nur dieses Blut zeigte im Spectroscop die Kohlenoxydblutstreifen.

Hierauf ging ich nun auf die nähere Untersuchung des Kohlendunstes ein, um mich durch die Reaction des Chlorpalladiums sicher davon zu überzeugen, dass er auch Kohlenoxydgas enthalte. Es wurden wiederum zwei kleine Zimmer mit Kohlendunst von Meilerkohlen, Steinkohlen, Torf, Buchen- und Fichtenholz in dem Grade erfüllt, dass dasselbe auf die darin eingesperrten Thiere: Hunde und Kaninchen bis zur bedrohlichsten Asphyxie wirkte. Von den in denselben Räumen aufgestellten flachen Schüsseln waren einige mit Kalkwasser, eine mit einer verdünnten Lösung von Chlorpalladium, eine andere mit einer solchen von Natriumgoldchlorid erfüllt; ausserdem hatte ich noch eine sehr flache Schüssel, die frisches Blut enthielt, in demselben Raum aufgestellt. Nach mehrstündigem Einwirken des Kohlendunstes zeigte sich eine sehr starke Trübung und Fällung im Kalkwasser, dagegen in den Gefässen mit jenen Chloriden keine Veränderung, mit Ausnahme des Dunstes von der Steinkohlenheizung, der am Rande der Chlorpalladiumlösung die Bildung eines dünnen schwärzlichgrauen, zum Theil metallischglänzenden Ringes hervorgebracht hatte. Mehrere grosse Flaschen destillirten Wassers waren in den Räumen ausgegossen und dann luftdicht verschlossen worden, so dass c. $1^1/_2$ Cubicfuss Kohlendunst der näheren Untersuchung unterworfen werden konnten. Die Oefen nach den Hauptzügen hin, sowie die Thüren der Zimmer waren mit $^1/_2$ Zoll weiten runden Löchern durchbrochen worden, um mittelst s. g. Viehklystierspritzen einige Cubicfuss Dunst aus diesen Räumen herauszuziehen und ihn in Berührung mit jenen analytischen Flüssigkeiten zu bringen. Zuerst hatte ich mit Palladiumsolution bestrichene Röhren durch die Oeffnungen in den Ofenraum gesteckt; diese wurden aber zu schnell trocken, in welchem Zustande sie keine Wirkung auf das Kohlenoxydgas ausüben. Zur Analyse des Kohlendunstes hatte ich mir folgendes Verfahren ausgedacht, und dies auch an einem Gemisch von atmosph. Luft mit kohlensaurem und Kohlenoxydgas bewährt gefunden: Ich wollte das kohlensaure Gas durch Schütteln mit Natroncarbonatlösung oder auch mit Ammoniakflüssigkeit entfernen, dann das Kohlenoxydgas mit Chlorpalladium hinwegnehmen, hierauf das Dunst-Gas abermals mit Etwas von der Kohlensäure-Absorptionsflüssigkeit schütteln, um die producirte Kohlensäure zu beseitigen, dann endlich den Dunst über glühendes Kupferoxyd treiben, um die etwaige Gegenwart von Kohlenwasserstoffgas zu erprüfen. Das Resultat meiner wiederholten Untersuchungen war im Wesentlichen der Art, dass es die Angaben Leblanc's bestätigte; jedoch fand ich keine Spur Kohlenwasserstoffgas, und vom Kohlenoxydgas oft nur Spuren, bald auch wiederum mehr als 0,54 Proc. So war ich nun von diesen Experimenten aus sehr geneigt, den Kohlendunst nur als ein Gemisch von sauerstoffarmer atm. Luft und kohlensaurem Gase zu halten, also mit Golding Bird übereinzustimmen, zumal man nicht behaupten kann, dass die Narcose durch Kohlenoxydgas von der durch Kohlensäure auffallend verschieden sei, und wäre bei dieser Ansicht geblieben, wenn ich nicht in fortgesetzten Versuchen erkannt hätte, dass doch die Chlorpalladium-Reaction hierbei auch ihre besonderen günstigen Umstände fordere. Wenn man Kohlenoxydgas über Wasser, Weingeist, Blut ruhig stehen lässt, so nehmen diese Flüssigkeiten höchstens nur Minima von dem Gase auf; ganz anders ist es, wenn sie mit dem Gase zusammengeschüttelt werden; ein mit Kohlenoxydgas tüchtig zusammengeschütteltes Wasser wird von Chlorpalladiumlösung alsbald auffallend grauschwarz gefärbt und gefällt; ähnlich ist es mit so behandeltem Weingeist; aber bei ruhigem Zusammenstehen tritt die Reaction nur langsam ein. Wie ich nun nochmals die Zimmer mit Kohlendunst erfüllte und auf einem ausgespannten Faden mit verdünnter Chlorpalladiumlösung benetzte leinene und baumwollene Tücher und Fliesspapierbogen aufgehängt hatte, war ich nicht wenig erstaunt, wie sie schon in kurzer Zeit grau bis schwarz geworden waren und dies doch von dem nur so geringen Kohlenoxydgasgehalt. Das Goldsalz und das Blut waren auch unter diesen Umständen nicht empfindlich genug, und das mehrere Stunden der Einwirkung des Kohlendunstes exponirte Blut war weder so geröthet, wie Kohlenoxydblut, noch gab es die Reactionen des mit Kohlenoxydgas imprägnirten Bluts, was denn auch dem Verhalten eines Bluts entsprach, dem nur geringe Antheile Kohlenoxydgas beigemischt worden waren. Um diesen letzteren Versuch bequem auszuführen, füllte ich viele kleine homöopathische Gläser mit Kohlenoxydgas, von denen ich dann nun eine beliebige Zahl in die das Blut enthaltende Flasche werfen konnte, um sie in denselben zu zerschellen und das Gas dem Blut beizumischen.

Schüttelt man ein mit Kohlenoxydgas reich beladenes Blut mit soviel reinem Weingeist, dass es gerinnt, und dann bald eine klare Flüssigkeit darüber steht, so kann es zuweilen gelingen, dass diese mit Chlorpalladiumlösung geschüttelt, grau bis schwarz wird; in der Regel aber geschieht das nicht, weil die animalischen und alkalischen Theile, die in den Weingeist mit eintreten, so geringfügig sie auch sind, jene Reaction des Palladiumsalzes hindern. Es war mir nicht möglich, wie bereits oben angedeutet, in dem Blute des Herzens, der Gefässe, der Leber der mit Kohlenoxydgas vergifteten, sowie der im Kohlendunst erstickten Kaninchen die spectroskopische Probe zu gewinnen; es trat auch nicht die geringste Annäherung dazu ein. Pokrowsky konnte auch bei der Anwendung der künstlichen Respiration der mit Kohlenoxydgas vergifteten Kaninchen kein Kohlenoxydgas erhalten; es trat nur kohlensaures Gas hervor. Das Kohlenoxydblut hat auch zwei Absorptionsstreifen; sie sind gleichwohl zu wenig verschieden von denen des normalen Bluts, als dass sie in praxi einen distinctiven Character darbieten könnten; doch markiren sie sich durch ihre grössere Constanz gegen die reducirend wirkenden Mittel, welche die spectroskopische Eigenschaft des normalen Bluts sofort oder bald alteriren, vgl. § 9. Am bequemsten und wirksamsten fand ich auch hier das Hydrothionammoniak, was dem normalen Blut sogleich das Reductionsband ertheilt, während das Kohlenoxydblut mit etwas Hydrothionammoniak vermischt, seine zwei Bänder beibehält.

§ 22. Nach den bisherigen Betrachtungen kann ich es nun nicht für gerechtfertigt halten, den Kohlendunst mit Kohlenoxydgas zu identificiren, vielmehr ist es den Thatsachen nur gemäss, die alte populäre Bezeichnung beizubehalten*). Eben so wenig mag ich es für genügend motivirt erkennen, die Hauptaufgabe der Rettung aus der Kohlendunst-Asphyxie vorzugsweise darin gelöst zu sehen, dass das »kohlenoxydhaltige Blut« abgelassen und dafür gesundes, sauerstoffgehaltiges Blut vom Menschen oder von dazu geeigneten Thieren infundirt werde, mit anderen Worten, dass die Transfusion das geeignetste directe Mittel gegen die bezügliche Asphyxie sei. Zunächst ist dagegen der Einspruch zu thun, dass das Kohlenoxydgas, was allerdings eine grössere toxicodynamische Kraft als die Kohlensäure hat, insgemein nur einen geringfügigen Bestandtheil des Kohlendunstes ausmacht, dass es diesem zuweilen auch ganz fehlen könne, — dann beide giftige Gemengtheile des Kohlendunstes kaum über die narcotische Intoxication hinaus und so tief in das Blut einwirken werden, dass insbesondere das Kohlenoxydgas den Sauerstoff aus dem lebendigen Blute deplaciren sollte. Wenigstens habe ich an den im Kohlenoxydgas sowie im Kohlendunst erstickten Thieren davon Nichts gesehen; so auch Pokrowsky nicht, vgl. d. vor. §. Es sind auch die Leichenbefunde der in Kohlenoxydgas und der

*) Dem in § 14 besprochenen »Kohlengeruch« der im Anglühen begriffenen Meilerkohlen, welcher alsbald den empfindlicheren Individuen Kopfwehe und Benommensein macht, dürfte doch ein eigenthümlicher brenzlicher Stoff zum Grunde liegen, aber er mag nur sehr schwer zu fixiren sein.

in Kohlensäure erstickten Thiere oft sehr wenig verschieden, und das Kohlenoxydgas ist nur eine von mehreren Ursachen, welche dem Blut ein höheres Roth ertheilt; es kommen auch der Fälle wohl nicht wenige vor, dass die im Kohlendunst Erstickten kein höher rothes Blut im Herzen und in den Gefässen führen *). Das Schwefelwasserstoffgas wird (ausser dem Körper) vom Blut stark absorbirt, und nur wenig entlässt das Blut davon durch Aspiration; aber das durch Schwefelwasserstoffgas getödtete Thier enthält kein hepatisches Gas in seinem Blut! Die chemischen Eigenschaften und Beziehungen der äusseren Potenzen sind ebenso oft nicht convergent mit ihren organoleptischen und physiologischen Beziehungen, wie sie es sind, und umgekehrt. Dass Anaesthetica wie Aethyl, Methyl, Propyl, Amyl, Elayl u. a. Kohlenwasserstoffe sind, bedeutet nicht viel. — Die toxicodynamischen Wirkungen des Kohlenoxyds, der Kohlensäure, des Chloroforms u. a. sind, bis zum Leichenbefund verfolgt, nicht so sehr abweichend von einander. Eulenberg theilt die irrespirablen Gase ein in suffocatorische und toxikämische, zu diesen rechnet er die biolytischen (die das Leben vernichtenden, auflösenden), wie Schwefelwasserstoff- und Arsenikwasserstoffgas, die narcotischen, wie Kohlensaures und Kohlenoxyd-Gas, die irritatorischen wie Ammoniak-, Chlor-, schwefeligsaures- und Salpeter-Gas, welche letztere nun doch trotz ihrer bedeutenden chemischen Differenz in vielen neurodynamischen Eigenschaften, so insbesondere in der Praevalenz der Wirkung zur Herzlähmung übereinstimmen. Die Anwendung der Transfusion ist bekanntlich erst in den letzteren Decennien zu einer besonderen Anerkennung gekommen, nachdem man durch dieses Mittel auch manche bedenkliche Kohlendunst-Asphyxie aufgehoben hatte. Da die Zahl der Aerzte nicht mehr geringe ist, welche glückliche Transfusions-Versuche ausgeführt haben, so würde es doppelt unmotivirt sein, die Auctoritäten der günstigen Erfolge der Transfusion hier aufzuführen. Wenn seit den glücklichen Versuchen mit Lammblut der Einwurf immer mehr fortfällt, dass doch wohl nur selten Menschen dazu disponibel sein dürften, $^1/_4$ Quart

*) Es wäre die genaue Angabe des Leichenbefundes der im Kohlendunst Erstickten sehr wünschenswerth, insbesondere wegen der schwankenden Aussagen hinsichtlich der Blutröthe und hinsichtlich der hochrothen erysipelasartigen Blut-Flecken, welche die Kohlendunst-Leichen nach den Angaben verschiedener Gerichtsärzte characterisiren sollen.

Blut und darüber für einen in Kohlendunst Erstickten sich abzapfen zu lassen, so dürfte man wohl die Transfusion den werthvollsten Heilmitteln beizählen, nicht nur gegen die Asphyxie durch Kohlendunst, Beleuchtungsgas, Kohlenoxydgas, Cyangas, Blausäuredunst u. a., sondern auch und vorzugsweise, wofür immer mehr Erfahrungen sprechen, in manchen Fällen der Blutarmuth und Blutdyscrasie. Aber man wird die rettende Wirkung nicht in jenem chemischen Process, vielmehr darin suchen dürfen, dass dieser vorzugsweise direct homologe Reiz für die dem circulatorischen Centralapparate vorstehenden Nerven der heilsamste Erreger einer in gewisser Weise latent gewordenen Vitalität (gestatte man diese wenigstens in dem „organischen Ensemble"), ein Mittel par excellence sein muss, was natürlich einer ganz besonders eingeübten Geschicklichkeit und Schnelligkeit für die Anwendung des Apparats und des Bluts bedürfen wird. Man wird aber nicht vergessen dürfen, wenn wir hier vorzugsweise die Gefahr des Kohlendunstes im Auge behalten, wie wesentlich die gleichzeitige Entgiftung des Kohlendunst-Raumes (Ventilation, in möglichst grosser Oberfläche ausgebreiteter dünner Kalkbrei und dergl.) und schnelle Entfernung des Asphyxirten aus demselben, die künstliche Respiration in, von reiner kühler Luft erfüllten Räumen indicirt sind. Man wird das Mittel der Transfusion auch nicht zu sehr auf Kosten anderer Hülfen erheben dürfen, denn es sind mindestens ebensoviele hierher gehörige Asphyxirte durch andere Erregungsmittel gerettet worden, wohin vorzüglich der mit der künstlichen Respiration in Verbindung gesetzte galvanische Reiz, besonders mittelst des Faraday'schen Stroms, gehört. Ziemssen gedenkt mehrerer solcher glücklicher Rettungen. Das Journal medic. von Montpellier ao 70, (vgl. Romanzeitung 70. 7, 719) führt einen Fall an, dass ein 19jähriger junger Mann, der durch Kohlendunst über Nacht asphyctisch geworden war, und nun, nachdem so Manches zur Rettung, auch die Application eines glühenden Eisens an den Fusssohlen, an der Handfläche und in der Magengegend vergebens angewendet worden war, durch den zwei Stunden lang applicirten, dann wieder acht Stunden fortgesetzten electrischen Strom wieder ins Leben zurückgekehrt sei. In Bezug auf meine Versuche an Thieren mit Kohlenoxyd- und kohlensaurem Gas habe ich die Bespritzung des Gesichts, insbesondere der Gegend der Nasenlöcher und in diese hinein mit dem empfindlichen feinen Wasserstrahl aus einer zweiröhrigen Spritzflasche der Chemiker, abwechselnd mit dem Vorbeiblasen von einer kühlen atmosphärischen Luft vor der Nase, sowie von Dunst des trocknen kohlensauren Ammoniaks, den man mittelst einer ähnlichen oder gleichen Vorrichtung, wie die der zweiröhrigen Spritzflasche sie darbietet, in mässigen Stössen, sehr vortheilhaft gefunde .

Zusatz.

Ich möchte es nach meinen Versuchen, vgl. § 21, für eine wesentliche Verbesserung der Kachelheizöfen halten, die möglichst vollkommene Zusammenfügung der Kacheln, die luftdichte Verschliessbarkeit der Heizöffnung, die gute Beschaffenheit des Schiebers vorausgesetzt, sie durch eine eiserne Röhre von Flintenlauf-Weite an einer passendsten Stelle mit dem Schornstein in einer Weise in Communication zu setzen, dass man diese Röhre, wenn es nöthig sein sollte, unschwer herausnehmen und wieder einlegen kann. Die Wärme, die durch die Röhre abzieht, ist, wie ich gefunden, für Null zu erachten; die Röhre gewährt den grossen Vortheil, dass sie, bei starker Heizung und noch grosser Glut, dem Andrang der heissen Luft gegen die Kacheln und auch wohl dem Austritt von Kohlendunst durch die feinen Fugen der Kacheln und des Schiebers oder der Klappe vorbeugt. Mit dem vollkommnen Verschluss des Ofens, den aber jene Communicationsröhre nicht beeinträchtigt, erlischt auch fast sofort die Bildung des Kohlenoxydgases und nur noch sehr kurze Zeit geht die der Kohlensäure fort. Zieht man die Luft aus dem eben dicht geschlossenen Ofen heraus, vgl. § 21, und prüft sie mit Chlorpalladium und Kalkwasser, so trübt sich dieses merklich, während jenes nur eine Spur Kohlenoxyd anzeigt. Wenn man atmosphärische Luft langsam über in einem Flintenlauf oder sonst passenden Gefäss erglühte Kohlen treibt, so geht aus der anderen Oeffnung ein Gemisch von kohlensaurem und Kohlenoxydgas, unter verschiedenen Umständen in verschiedenen Verhältnissen, hervor; Meilerkohlen geben mehr Kohlenoxydgas als sog. Bäckerkohlen. So ist es nun auch im Ofen, nur dass hier, wenn derselbe den entsprechenden Zug hat, das erzeugte Kohlenoxydgas in der Flamme des Heizmaterials oder über der Kohlenglut zunächst zu Kohlensäure verbrennt. Mit der vorgeschrittenen Verbrennung bis zur Kohlenglut werden die erst dichteren Kohlen lockerer, gewinnen Poren und Zwischenräume, und bedecken sich mehr und weniger mit Asche, in welchem Zustande sie in glühendem Contact mit der darüber hinströmenden Luft grösstentheils nur kohlensaures Gas bilden; daher auch das Verlöschen des blauen Flämmchens über der Kohlenglut, das Bedecktwerden von mehr oder weniger alkalischer Asche (von dem pflanzensauren Alkali des Heizmaterials), das Locker- und Rundlichwerden der Kohlen sichernde Zeichen heissen. Ist nun nicht bis soweit das Heizmaterial in einen nur mangelhaft verschliessbaren Ofen gekommen, so bringt sein Verschluss Gefahr, weil dann die Bildung jener giftigen Gase und der den eigenthümlichen Kohlengeruch verursachenden brenzlichen Exhalation, wenn auch selbstverständlich in einem viel schwächeren Masse, noch fortbesteht, vollends wenn auch die Heizöffnung und wohl gar noch weitere Fugen des Ofens den Eintritt von atmosphärischer Luft gewähren und das Zimmer mit jenen schädlichen Exhalationen inficirt wird, zumal wenn jener überhitzt worden ist, und hierdurch das Ausströmen des Ofendunstes nach aussen befördert wird.

Literatur.

Einleitung: Franz. Commiss., Repert. de Pharm. 1873. Chem. Centr.-Bl. 1874. 663. Schönn, vergl. letzt. Ort. 71. 335. Binz, ebend. 73. 72. § 1. Roussin, Wittstein's Vierteljahrschr. Bd. 15, ° 66. Struve, Ch. C.-Bl. ° 74. 475. § 2. Dugend, Wittstein etc. Bd. 14, 1. p. 28. Neumann, Day, ebendas. 20. 579. Ch. C.-Bl. 71. 679. § 3. H. Rose, Casper's Vierteljahrschr. f. ger. Med. Bd. IV., 1855. Zollikofer, Ann. der Ch. u. Ph. 93. 247. Ch. C.-Bl. 55. 219. Gunning, Ch. C.-Bl. 71. 38. § 4. Van Deen u. Liman, vgl. Chem. C.-Bl. 64. 523. § 7. Hünefeld, Erdm., Journ. f. p. Ch. 16. 152. 39. § 8. Hoppe, Virchow's Archiv für path. Anat. u. Pysiol. etc. Bd. 23, 67. Chem. C.-Bl. 1862. 170. z. Th. wörtl. Anf. § 9. Church. s. am l. O. 70. 423. Binz, s. oben. § 10. Hoppe, a. a. O. z. Th. wörtl. Anf. Preyer, a. a. O., p. 16. Wessel, Arch. der Pharm. 118. 217. 1864. Ch. C.-Bl. 64. 1033. Blondlot, a. l. O. 68. 750. Van Geuns und Gunning, a. l. O. 71. 37. Struve a. l. O. 72. 393. Berg, 73, 391. § 12. Vergl. Preyer a. a. O. § 13. Rose, Zollikofer, s. oben. Löwe u. Wiehr, Arch. d. Pharm. 2 R. 77 u. 78. § 16. Chenot, Cpt. rend. T. 38 1854. Hoppe a. a. O. 11. 1857. Loth. Meyer de sang. oxydo carb. infecto diss. Vratisl. 1858. § 17. Gréhant, Cpt. rend. 73. 233. Ch. C.-Bl. 73. 219. Berthelot. a. l. O. 70. 145. Ludwig, Ann. d. Ch. u. Pharm. 162. 47. § 18. Stammer, Pogg. Ann. 82. 136. Eulenberg und Vohl, Polyt. Journ. 198. 438, Ch. C.-Bl. 71. 462. E. v. Meyer, Journ. f. pr. Chem. N. F. 5. 407. Ch. C.-Bl. 72. 481. Horsford a. l. O. 73. 370. § 19. Gamgee, Polyt. Journ. 196. 271. Ch. C.-Bl. 70. 322. Lud. Hermann, Ch. C.-Bl. 65. 1121. 1124. Eulenberg, a. a. O. pag. 32—35 und 45. § 21. S. ebendas. p. 312. § 22. Eulenberg a. a. O. 487. Preyer 144.

Druck von Breitkopf und Härtel in Leipzig.

Druck von Breitkopf und Härtel in Leipzig